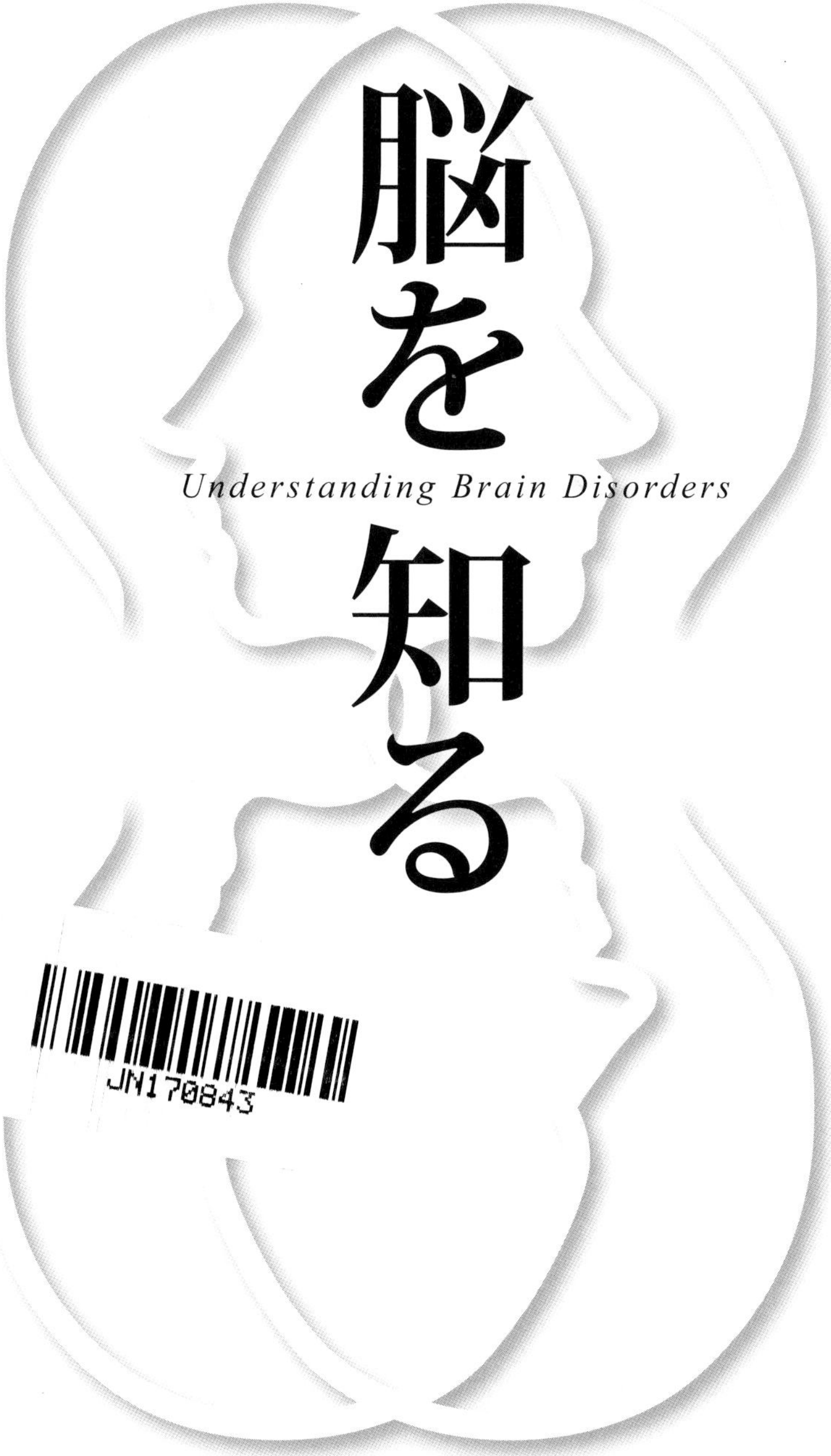

脳を知る

Understanding Brain Disorders

山形大学医学部 編集

「脳を知る」発刊に当たって

本書は平成24年10月から平成25年9月まで、毎週、山形新聞の日曜版に掲載された「脳を知る」シリーズを1冊の本に纏めたものです。各章の見出しをご覧いただくと分かりますように、本書の内容は「脳のしくみ」、「認知症」、「脳卒中」、「脳腫瘍」、「それ以外の脳の病気」、「後遺症と治療」および「全身の病気と脳」について最近の知見も含めて、一般の人に分かりやすく解説したものです。それは、近年、脳科学に関する知見が急速に増え、多くの脳の病気に対する治療法が開発され、現在も急速に進歩しているからです。

私が医学生の頃（昭和48年から昭和54年）は、脳・神経疾患、とりわけ私が専門とする神経内科領域の病気は「診断はできても治療法がない」と揶揄されたものです。たとえば、認知症をきたす代表的疾患であるアルツハイマー型認知症の発症メカニズムを分子レベルで理解することは不可能でしたし、ましてや治療法の開発などは「夢のまた夢」の状況でした。しかし、この20～30年の間にアルツハイマー型認知症の病気の成り立ちが分子レベルで語れるようになり、さらに杉本八郎博士（現、山形大学医学部　客員教授）により、世界で初めてアルツハイマー型認知症に有効な薬（ドネペジル）が開発されました。この薬は、現在、世界中の患者さんに使用されています。杉本氏は、この業績により平成10年に創薬分野のノーベル賞といわれる英国ガリアン賞を受賞しました。

脳腫瘍の外科的治療も飛躍的に進歩しました。たとえば、山形大学医学部脳神経外科学講座の嘉山孝正教授による「脳機能を温存した手術法の開発」は特筆すべき大きな進歩です。また、薬物療法ではコントロールできない難治性疼痛に対して、神経刺激療法が開発され、疼痛緩和に大きな効果を発揮しています。難治性疼痛に苦しんでいた患者さんには大きな福音となっています。ここでは紙面の制約上、すべてを記載できませんが、本書をお読みいただくと、脳科学、脳の病気、リハビリ、放射線療法、等々、について、さらに多くの目を見張る進歩があることに気付かれるでしょう。

「敵に勝つ（少なくとも負けない）」ためには、「敵を知る」ことが極めて重要です。同様に、「脳の病気にならない（予防）」ためには、「脳を知る」ことが重要です。「予防に優る治療法はない」からです。本書が、あなたの脳をいつまでも健康に保つための一助になれば、執筆者一同、望外の幸せです。

山形大学医学部内科学第三講座
教授　加藤丈夫

平成27年3月

目次

序章　脳を知る

はじめに　―研究進み、治療法も伸展―　脳神経外科学講座　教授　国立がん研究センター名誉総長　嘉山孝正……10
脳の病気いろいろ　―〝司令塔〟の障害、機能低下―　高次脳機能障害学講座　教授　鈴木匡子……12

第一章　脳のしくみ

脳のしくみ（上）―部位ごとに違う役割―　高次脳機能障害学講座　教授　鈴木匡子……16
脳のしくみ（中）―知性生む「介在ニューロン」―　解剖学第二講座　教授　後藤薫……18
脳のしくみ（下）―活動電位で情報伝達―　生理学講座　准教授　山﨑良彦……20
下垂体について　―脳と連携しホルモン分泌―　解剖学第一講座　准教授（現　東北文化学園大学）　白澤信行……22
脳の画像診断　―日々進歩、正確診断に貢献―　画像医学講座　講師　鹿戸将史……24

第二章　認知症

認知症とは　―物忘れ以外に症状多様―　高次脳機能障害学講座　助教　斎藤尚宏……28
認知症の種類　―原因や症状違い、治療も区別―　精神医学講座　准教授（現　福島県立医科大学会津医療センター）　川勝忍……30
治療可能な認知症　―ＭＲＩ検査で診断重要―　内科学第三講座　教授　加藤丈夫……32
正常圧水頭症　―手術で歩行障害が改善―　内科学第三講座　医員（現　福島県立医科大学会津医療センター）　伊関千書……35
アルツハイマー型認知症　―進行抑制や予防が可能―　精神医学講座　准教授　林博史……37

レビー小体型認知症　―幻視など特徴的な症状―　高次脳機能障害学講座　助教　斎藤　尚宏……39
前頭側頭型認知症　―言葉や行動の異常で発症―　精神医学講座　助教　小林　良太……41
血管性認知症　―「この日を境に」に注意―　高次脳機能障害学講座　准教授　丹治　和世……43
認知症施策の動向　―「ケアの流れ」転換めざす―　医療政策学講座　教授　村上　正泰……45
認知症に関する最近の話題　―対アミロイド、研究急ぐ―　精神医学講座　准教授（現　福島県立医科大学会津医療センター）　川勝　忍……48

第三章　脳卒中

脳血管障害とは　―出血性と閉塞性に分類―　脳神経外科学講座　准教授　小久保安昭……52
脳血管障害の危険因子　―生活習慣を変え「管理」―　内科学第三講座　准教授　川並　透……54
脳梗塞について　―血管詰まり麻痺など発症―　内科学第三講座　助教（現　山形県立中央病院）　黒川　克朗……56
脳出血について　―一度発症すると予後不良―　脳神経外科学講座　准教授　小久保安昭……58
脳血管障害に関する最近の話題　―抗凝固薬、安全性高まる―　内科学第三講座　講師　和田　学……61

第四章　脳腫瘍

脳腫瘍とは　―発症まれ、種類は１００以上―　脳神経外科学講座　准教授　櫻田　香……64
脳腫瘍の治療　―手術、放射線、薬物が三本柱―　脳神経外科学講座　准教授　櫻田　香……66
脳腫瘍に関する最近の話題（上）　―ＭＲＩでより安全に手術―　脳神経外科学講座　准教授　櫻田　香……69
脳腫瘍に関する最近の話題（下）　―再発防ぐ方法、見えてきた―　腫瘍分子医科学講座　教授　北中　千史……71

第五章　それ以外の脳の病気

脳挫傷　―強い衝撃で組織破壊、出血―　脳神経外科学講座　助教　松田憲一朗……74
髄膜炎、脳炎　―風邪などに似た初期症状―　内科学第三講座　助教　小山　信吾……76
薬物による脳の障害　―鎮痛薬常用、頭痛の原因に―　内科学第三講座　医員　高橋　賛美……78
パーキンソン病　―ドーパミンが不足し発症―　高次脳機能障害学講座　助教　斎藤　尚宏……80
運動ニューロン疾患　―困難になる食事や呼吸―　内科学第三講座　講師　荒若　繁樹……82
神経難病に関する最近の話題　―iPS細胞で治療法開発へ―　内科学第三講座　助教　丹治　治子……84
子どもに多い病気　―発達に応じ多様な疾患―　小児科学講座　助教　中村　和幸……86
小児の神経疾患に関する最近の話題　―原因遺伝子の解明進む―　小児科学講座　講師　加藤　光広……88
てんかんの症状と治療　―原因や発作頻度は多様―　脳神経外科学講座　講師（現　日本海総合病院）　舟生　勇人……90
てんかんに関する最近の話題　―新薬登場、外科手法も進歩―　脳神経外科学講座　講師（現　日本海総合病院）　舟生　勇人……92

第六章　後遺症と治療

脳損傷による症状と治療（上）　―運動障害　早期リハビリで機能回復―　整形外科学講座　准教授　佐々木　幹……96
脳損傷による症状と治療（中）　―痛み　中枢性には神経刺激有効―　麻酔科学講座　助教　奥山慎一郎……99
脳損傷による症状と治療（下）　―高次脳機能障害―　高次脳機能障害学講座　准教授　丹治　和世……101

第七章　全身の病気と脳

眼科と脳の病気　―視野異常で判明する例も―　眼科学講座　医員　西　勝弘……104
耳鼻科と脳の病気　―めまいの原因さまざま―　耳鼻咽喉・頭頸部外科学講座　講師　渡邊　知緒……106
整形外科と脳の病気　―寝たきり予防、意識的に―　整形外科学講座　准教授　橋本　淳一……108
内分泌と脳の病気　―症状生むホルモン異常―　内科学第三講座　医員　佐藤　裕康……110
歯科と脳の病気　―かむことで認知機能維持―　歯科口腔・形成外科学講座　教授　飯野　光喜……112

おわりに

ネットワークづくりが大切　高次脳機能障害学講座　教授　鈴木　匡子……114

序章

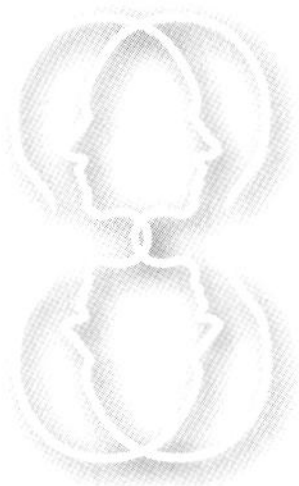

脳を知る

はじめに　―研究進み、治療法も伸展―

《脳神経外科学講座　教授　国立がん研究センター名誉総長　嘉山孝正》

平成24年度のノーベル賞受賞者の山中伸弥博士のｉＰＳ研究は、脳の病気にとっても大変希望を抱かせる研究です。ほとんど再生しない脳神経細胞に再生の可能性が出てきたからです。例えば肝臓は半分がなくなっても、しばらくすると細胞が再生されます。従来、脳の病気になれば、ほとんどが治療困難で、再起不能でした。その大きな原因が、他の臓器と比較して神経細胞が再生しにくいことでした。さらに、発病していても診断が困難でした。原因は、脳は長い間よく分からない臓器だったからです。

脳は、解剖学的にもエネルギーの使い方でも役割分担等でも大きく異なっています。まず、脳が硬い骨に囲まれていて、入っている空間が限られています。心臓も肺もろっ骨に囲まれてはいますが、下は伸びる横隔膜ですので、空間が限られていません。すなわち、脳は大きくならない容器に入っていることになります。限られた空間ですと、圧力（脳圧）という概念が入ってきます。圧力が一定に保たれているから脳は健全でいられるのです。

しかし、頭蓋骨で囲まれた空間に脳以外の物、血液、脳を覆っている水（脳脊髄液）、デキモノが異常に入ってくると、脳圧が上がります。脳圧が上がりますと心臓からの血液が脳に行けません。すると、脳は急速に栄養不足になります。そうなると、脳全体の役割を果たせなくなり、意識が悪くなり、呼吸まで止まってしまい、生命の危機になります。

さらに脳は役割が場所によって異なります。運動の場所、感覚の場所など役割の地図が描けるのです。まだまだ脳の部位によってはその役割が分かっていない部位もあるくらいです。このほかにも多くの特徴があります。しかし、20世紀後半から、脳の基礎学問や病院での研究（臨床研究）の成果で診断、治療は大きく発展しました。

今回、山形新聞社と山形大学医学部は共同で、「脳を知る」をテーマに、脳に起きる病気を読者の皆さまに理解しやすいように解説します。いまだ脳の病気になれば、再起不能と思われてはいますが、日本野球界の大スターの長嶋茂雄さんは重症な脳卒中にかかっても、国民に元気を与える活動ができるまで回復されています。全例ではありませんが、長嶋茂雄さんのように重い脳卒中にかかっても、適切な診断のもと、適切な治療をすれば社会復帰可能であることをご理解いただくのが今回の「脳を知る」の目的です。読者の健康にお役に立てれば幸いです。

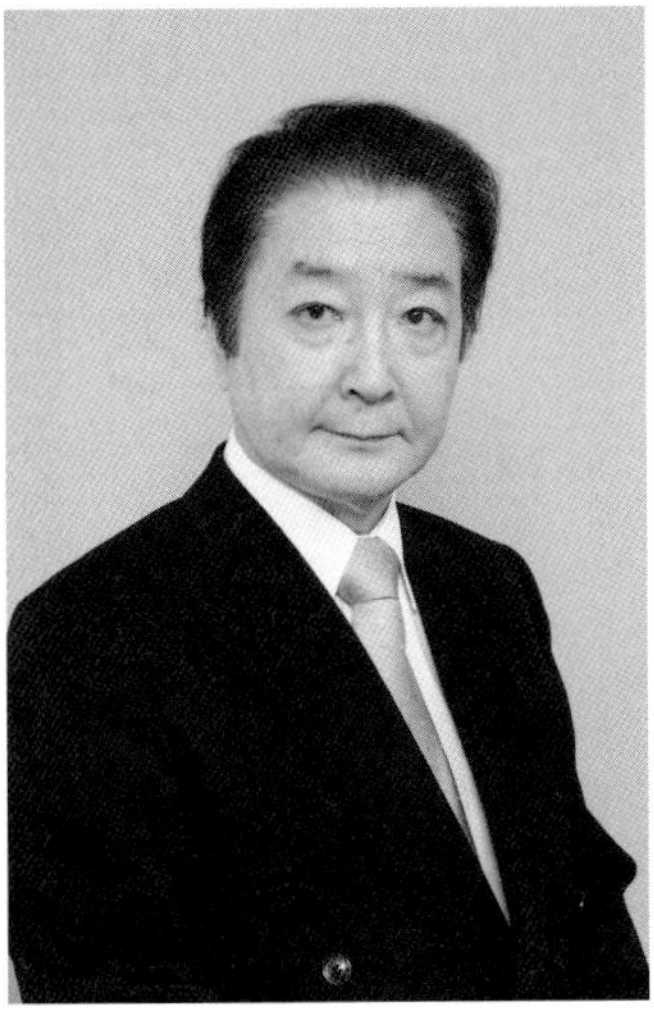

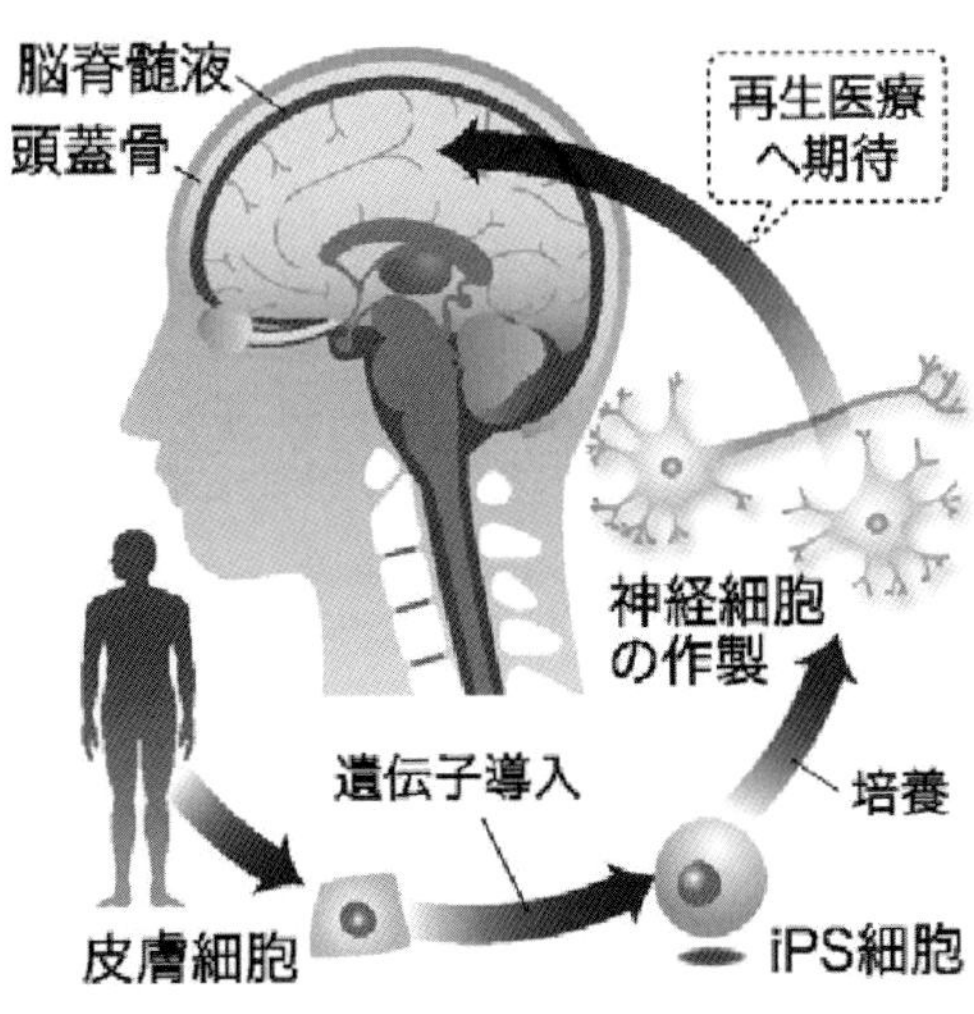

脳の病気いろいろ ―〝司令塔〟の障害、機能低下―

《高次脳機能障害学講座　教授　鈴木匡子》

〈田中角栄―長嶋茂雄〉〈レーガン大統領―サッチャー首相〉〈藤原義江―モハメド・アリ〉。それぞれの組み合わせに共通する病気は何でしょう。答えは順番に、脳血管障害、アルツハイマー病、パーキンソン病です。これらはすべて脳の病気です。

脳血管障害は演説の名手とミスタージャイアンツから言葉を奪い、アルツハイマー病はかつて明晰（めいせき）な政治家だった2人の判断力を鈍らせ、パーキンソン病は日本を代表するテノール歌手から美声を、「蝶（ちょう）のように舞い、蜂のように刺す」華麗なボクサーから俊敏な動きを奪いました。このように、脳は人間の思考や行動をコントロールする司令塔の働きをしています。超高齢社会になった現在では、脳の病気にかかる人も増えています。

脳の病気として、最もよく知られているのは脳血管障害でしょう。脳卒中、中風、中気とも呼ばれています。脳に栄養を送っている血管が詰まったり（脳梗塞）、血管が破れて出血したり（脳出血）すると、その部分の脳が壊れてしまいます。脳血管障害が多発したり、機能的に大事な場所に起こったりすると、血管性認知症になる場合もあります。

変性疾患は、ある部分の神経細胞が通常より速く減っていく病気です。それに伴って脳の機能が徐々に落ちていくのです。変性疾患には、アルツハイマー病やレビー小体型認知症などの認知症、パーキンソン病や運動ニューロン病など神経難病と呼ばれる病気が含まれます。このような病気についても、病気の原因が次第に解明され、一部は治療が可能になってきています。

脳腫瘍は良性から悪性まで多くの種類があります。種類によって、手術だけでなく、化学療法、放射線療法など最適な方法を組み合わせて治療します。

細菌やウイルスが脳に入って炎症を起こすと、脳炎・髄膜炎になります。発熱や頭痛に引き続き、意識の混濁などが起こります。多くは治療が可能ですが、後遺症を残す場合もあります。

これら以外にも脳にはいろいろな病気があり、脳神経外科、神経内科（山形大学医学部附属病院では第三内科）、高次脳機能科、精神科、小児科など関連各科が協力して治療に当たっています。脳の病気も早めに見つけ、早めに治療することが何より大切です。そのため、本書では、専門家が脳のいろいろな病気とその症状を分かりやすく解説し、最新の治療法を含めて紹介しています。

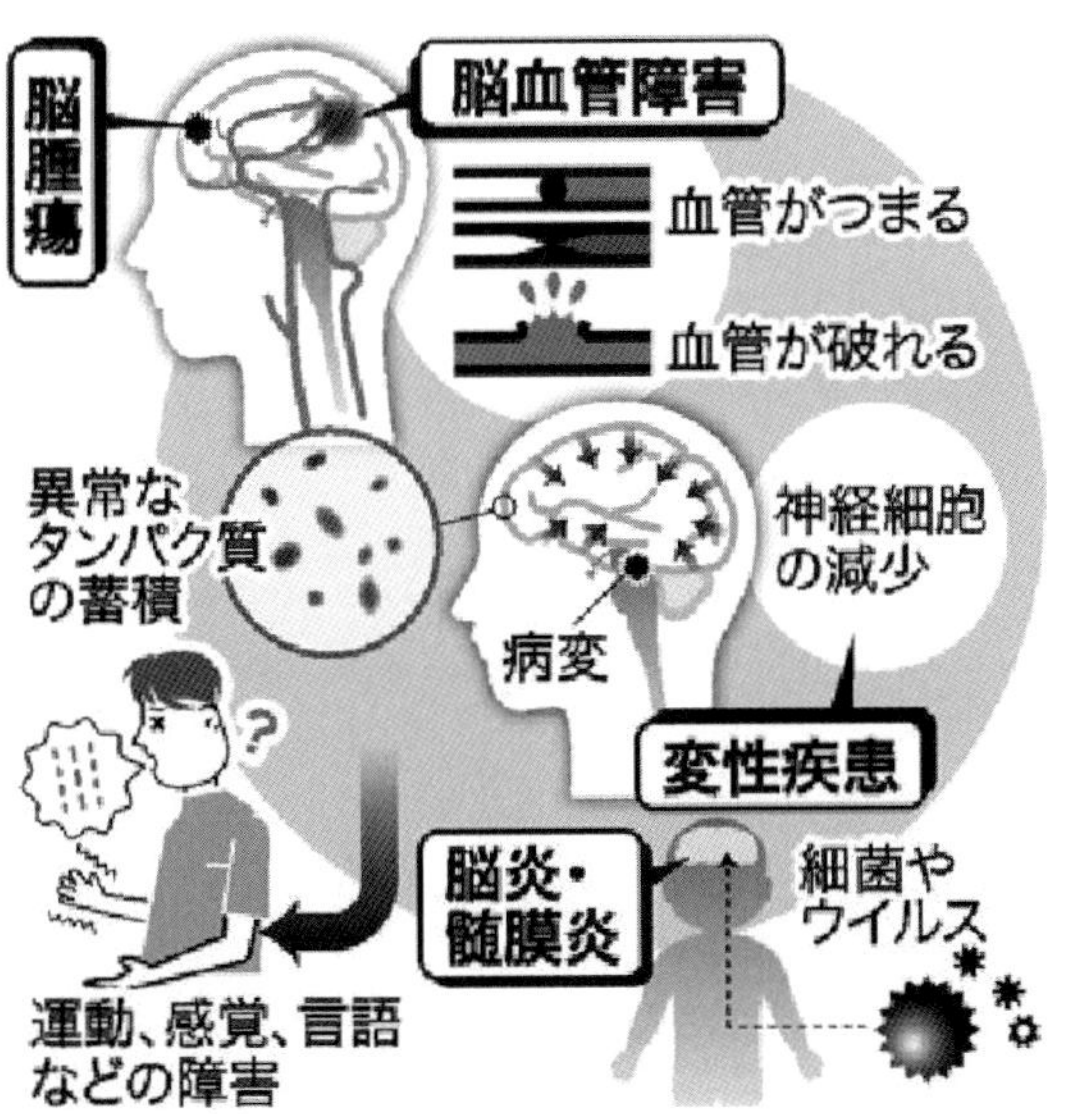

第一章

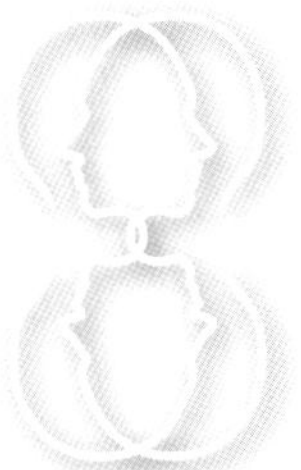

脳のしくみ

脳のしくみ（上）　部位ごとに違う役割

《高次脳機能障害学講座　教授　鈴木匡子》

脳の病気について理解するためには、脳がどんな仕組みになっているかを知ることが役立ちます。ご存じのように脳は頭の中にあって頭蓋骨で守られています。さらに、脳は硬膜、くも膜、軟膜という3枚の膜でくるまれ、脳脊髄液と呼ばれる透明な液に浸っています。脳脊髄液は脳の表面だけでなく、脳の中の小部屋（脳室）や脊髄の周囲にもあり、循環しています。

脳へ行く血管は2系統あります。顎の下から首の側面の方に手をすべらせると、トクトクと拍動に触れる部位があります。これが頸動脈です。一方、首の部分の背骨に沿って上り、頭蓋骨内に入るのが椎骨動脈です。脳はこの2系統の血管から枝分かれした動脈によって栄養されています。

脳は他の臓器と異なり、部位によって役割分担があります。中心部にある脳幹は、生命の維持に欠かせない呼吸や循環などに関わっています。その後ろには、小脳があって、身体のバランスを取るなど主に運動に関わる働きをしています。脳の大部分を占めるのが大脳で、私たちが日々考え、行動するための運動、感覚、認知などを担っています。さらに、脳の深部には視床下部、下垂体、松果体のようにホルモンを分泌する部位もあります。

大脳は右側と左側に分かれていて、右大脳半球、左大脳半球と呼ばれます。右大脳半球は左半身の、左大脳半球は右半身の運動や感覚をつかさどっています。また、言葉の機能は左大脳半球にあることが多く、言語優位半球と呼ばれます。そのため、病気やけがで左大脳半球に傷がつくと、傷ついた場所によって、右半身の運動や感覚に障害が出たり、言葉が不自由になったりします。

また、片側の大脳半球は4つに分けられます。目の上で額の奥にあるのが前頭葉、耳の上奥のあたりにあるのが側頭葉、頭のてっぺんから後ろにかけてが頭頂葉、あおむけに寝て枕につくあたりが後頭葉と呼ばれます。

大脳の働きがすべて分かっている訳ではありませんが、各部位の中心的な機能は知られています。前頭葉は他の動物に比べて人間で最も発達している部位で、何をするか、どのようにするかを決め、身体を動かして実行する機能、感情をコントロールする機能など多彩な働きがあります。側頭葉は聴覚や記憶などに、後頭葉は視覚に主に関連します。頭頂葉は身体の感覚を受け取り、視覚や聴覚などを合わせて、外から来た情報をまとめあげる働きがあります。

このように脳は部位によって役割に違いがあるため、同じ病気でも、脳のどの部分に起きたかによって症状は異なるのです。

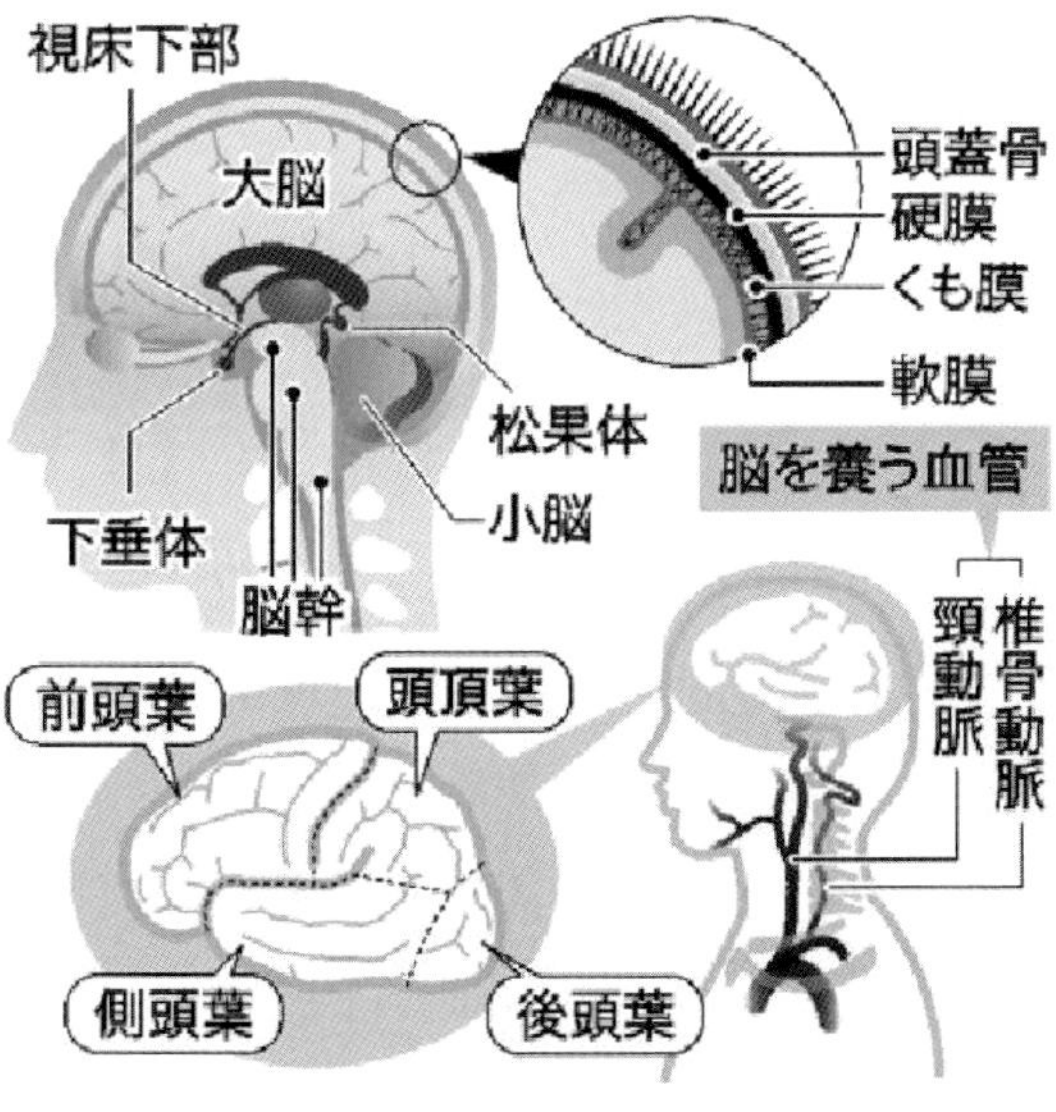

脳のしくみ（中）　知性生む「介在ニューロン」

《解剖学第二講座　教授　後藤　薫》

「人々は、喜怒哀楽の感情を呼び起こすのは他ならぬ脳であることを知るべきである。そしてこの脳の働きによって、我々は知恵や知識を得たり、物を見聞きし、正しいことと誤っていること、物事の善し悪し、心地よいものと不快なものを区別するのである…　そしてこの同じ臓器によって、我々は発狂したり錯乱したり、また不安や恐怖に襲われたりする…」

医聖ヒポクラテスは紀元前4世紀、脳についてこのような記述を残しているが、そもそも脳はどのような構造から成っているのだろうか。我々の体は約70兆個の細胞から成り、脳内には約1千億個のニューロンが存在する。脳の細胞は、刺激を伝達するニューロン（神経細胞）とそれらをサポートするグリア（神経膠細胞＝こうさいぼう）に大別される。ニューロンには、身体内外の環境を感知する「知覚ニューロン」と、その情報を受け筋肉の活動を調節する「運動ニューロン」がある。

脳を含む神経系の基本的な役割は、あらゆる状況においてわが身を守る行動様式のパターン化にあり、熱いものに触れた時に思わず手を引っ込める反射的な行動はその一例である。

しかし一方、我々ヒトは腰痛治療のためには、おきゅうにじっと耐えることができるのも事実である。同じ刺激に対しても臨機応変に応答する脳の不思議を解く鍵は、実は進化に隠されている。

動物の進化に伴い、脳内ニューロンが飛躍的に増加し、ヒトでは体の容積の割には大きな脳を獲得したことが特徴である。これは、第三のニューロン、すなわち「介在ニューロン」の膨大な増加によるものであり、ヒト脳ではニューロン全体の90％以上を占めるに至る。「知覚ニューロン」と「運動ニューロン」は興奮性の性質を示す一方、この「介在ニューロン」は一連の反射回路に〝ブレーキ〟をかける抑制性の性質を持つことが多い。「心頭を滅却すれば火もまた涼し」の境地はひとえに、「介在ニューロン」による抑制性制御のなせる技である。ヒトの知性は「介在ニューロン」による〝我慢〟から生まれる。

さらに微細構造を見てみると、ニューロン間の情報伝達は、シナプスと呼ばれる特殊な中継地点を介して行われる。すなわち、ニューロンの細胞体から伸びる「軸索突起」の先端部が、「樹状突起」と呼ばれる〝アンテナ〟に神経伝達物質を放出する。この時、樹状突起の表面にはしばしば、棘（とげ）状の形態をした「棘突起」が認められる。近年の研究では、学習による棘突起の形状や数の変化（可塑性）が学習や記憶のメカニズムの基盤を成していること、そして精神発育遅滞はこの棘突起の形成不全によるニューロン間の情報伝達の不備によることが明らかとなってきた。我々の「学習・記憶・行動」は、ニューロン先端部の微細構造によって支えられているのである。

ラット大脳皮質のニューロン

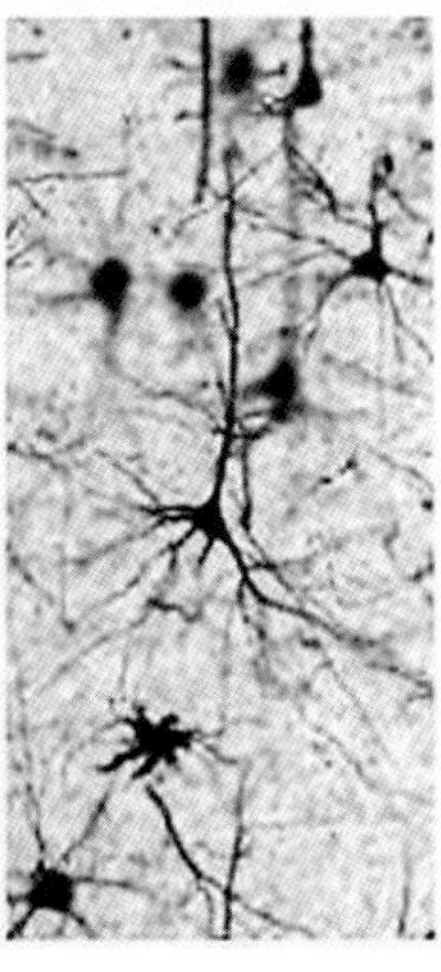

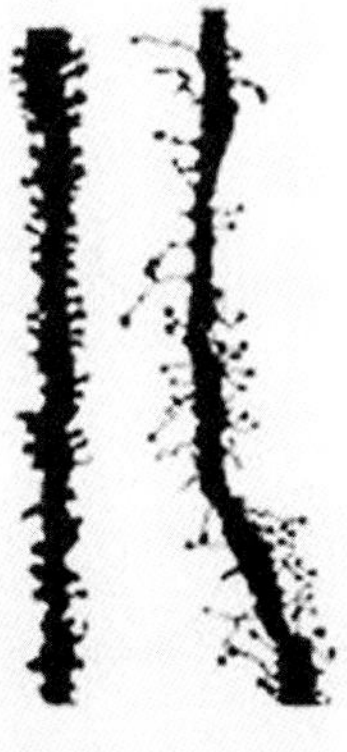

樹状突起の表面に見られる棘突起
A.正常な乳幼児
B.精神遅滞の乳幼児

脳のしくみ（下）　活動電位で情報伝達

《生理学講座　准教授　山﨑良彦》

脳を含む神経系には膨大な数の神経細胞が存在し、これらの神経細胞がネットワークを作って互いに情報をやりとりすることで、脳・神経系はその役割を果たしています。神経細胞は情報のやりとりのために電気信号を使っていて、その代表が活動電位と呼ばれる信号です。活動電位には、「スパイク」や「インパルス」という別名もあります。ある神経細胞で発生した活動電位は、軸索（神経細胞の突起の一つ）という「生きた電線」を伝わって離れた場所に達します。熱湯が手にかかってしまったときに、熱いと感じたり反射的に手を引っ込めたりするのも、また、自分が思ったように手足を動かすのも、すべてこの活動電位が伝播（でんぱ）することで起こっています。

活動電位が軸索を伝わる距離は神経細胞の種類によって大きく異なり、1ミリ未満のものから1メートル以上に及ぶものまでさまざまです。伝わる速さは、末梢（まっしょう）神経系では秒速１００メートルを超えるものがありますが、脳の中では、秒速数十センチから数メートルぐらいだといわれています（これも軸索の種類によって変わってきます）。速く伝わる場合には、活動電位は軸索に沿ってスキップするように伝わっていきます。これを跳躍伝導といい、この伝導様式は、１９３９年に田崎一二博士によって発見されました。

活動電位は必要に応じて次々と発生していきますが、一つの神経細胞が発生する活動電位は、大きさ、持続時間がほぼ一定です。神経細胞へ刺激が入っても、それが一定レベルに達しなければ活動電位は発生しませんが、刺激が大きくなってそのレベルを超えると「ポン」と発生します。発生したすべての活動電位は、多くの場合ほぼ同じ時間経過を示します。そのため、活動電位は発生しているか（発生すれば、すべて同じような形）、していないか（しなければゼロ）のどちらかの状態しかないので、「全か無かの法則」に従うといわれます。

この性質は、0と1とだけの符号を用いるコンピュータのデジタル信号によく例えられます。一般的な活動電位は、始まりから終わりまでが約千分の2秒間で、これは、1回のまばたきにかかる時間の50分の1よりも短い時間です。このように活動電位は、デジタル的性質を持つ非常に安定した信号ですが、最近では、アナログ的に変化する可能性も示されており、今後の研究での新しい展開が期待されます。

神経系が伝えるいろいろな情報は、この活動電位の発生頻度や発生パターンに変換されます（符号化といいます）。そして、脳・神経系の中の特定の経路（どの経路を通るかは情報の内容により異なります）を伝わっていくことにより、あるいは、ある神経細胞集団で同期して発生したり、複数の集団で交互に発生したりすることで、活動電位は脳の中で意味のある電気信号となります。

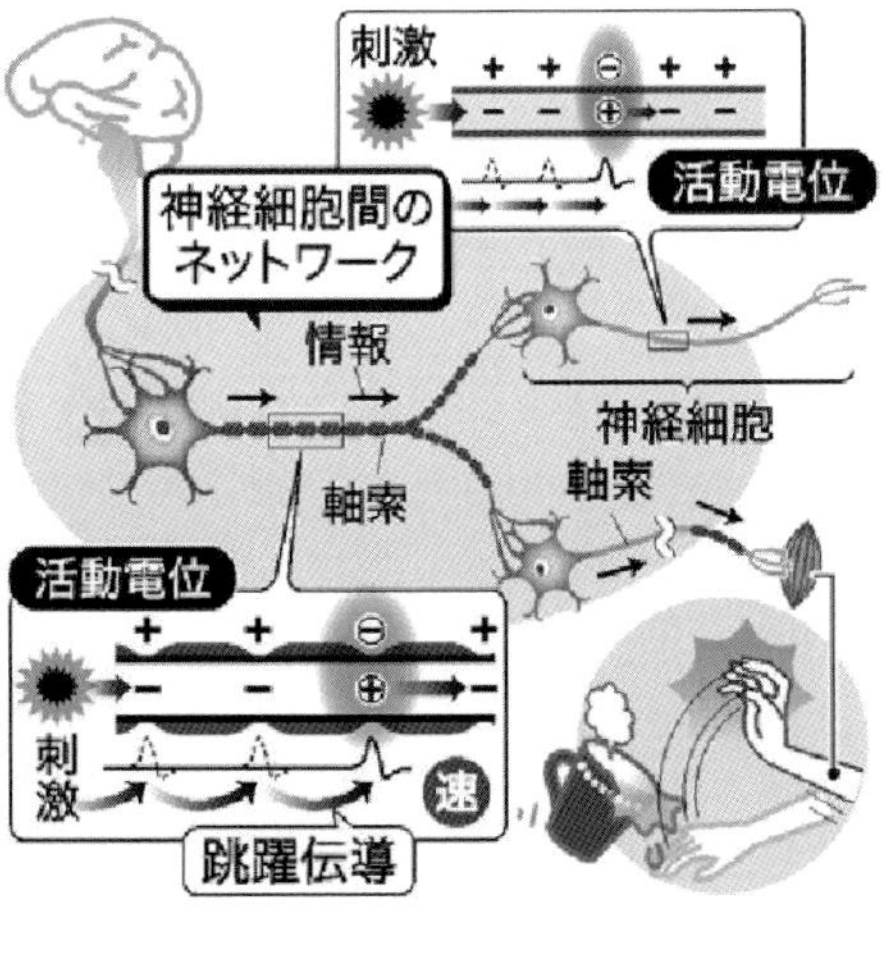

下垂体について　脳と連携しホルモン分泌

《解剖学第一講座　准教授（現　東北文化学園大学）　白澤信行》

今回は脳からちょっと離れた下垂体の話です。下垂体は左右の視神経が交差する部分（視交叉＝しこうさ）の後方の下にあります。脳の視床下部にぶら下がる内分泌器官であることから脳下垂体とも呼ばれます。下垂体は小指の先ほどの小さな器官で、脳の神経情報を6種類のホルモン情報に変換しています。下垂体から血液中に分泌されるホルモンは性腺、甲状腺、副腎、乳腺の機能を制御するとともに、体の成長も促進しています。

下垂体の6種類のホルモン分泌の制御は、脳の決められた部分の神経細胞集団によって制御されています。この脳に分布する数多くの神経細胞が集中している部分を神経核と言います。ある部分（弓状核）の興奮は下垂体に伝えられ、成長ホルモンが適度に分泌されて体の成長の一端を担っています。同様に別の部分の神経核の興奮は下垂体に伝えられて、性腺や甲状腺や副腎の機能を維持する役割を果たしているのです。

眼からの明暗の情報は、視交叉の上にある神経核（視交叉上核）に伝えられます。性成熟期になると、この情報は視交叉上核や近くの神経核（脳室周囲核や視索前野）で作られる物質（キスペプチン）を介して神経細胞が興奮して、下垂体から性腺刺激ホルモンを分泌させる情報になります。この性腺刺激ホルモンの刺激により、卵巣や精巣を成熟させるとともに、卵巣では周期的に卵子の成熟と排卵をさせることで性周期を維持しています。キスペプチンが欠損すると性腺が未熟になってしまいます。

一方、脳から下垂体を経由したホルモン情報を受けた卵巣や精巣は性ホルモンを分泌して、逆に脳や下垂体を制御しています。これが視床下部・下垂体・性腺系と言われる一連の機構で、脳は下垂体を介して末梢（まっしょう）の器官に作用し、末梢器官は下垂体と脳を制御しているのです。

なにやら複雑な話になってきましたが、下垂体ホルモンの多くは視覚から脳を介して明暗の影響を受け、分泌の日周期と月周期が形成されます。「寝る子は育つ」と言いますが、昼すぎまで寝ていると日周リズムが壊れて、下垂体からの成長ホルモンや性腺刺激ホルモンの分泌も悪くなります。また、思春期を迎えた若者の不規則な生活は性周期を乱すことになります。

今回は視床下部・下垂体・甲状腺系や副腎系について記載しませんでしたが、成長ホルモンや性腺刺激ホルモンと同様に日周リズムがあります。また、下垂体は高年齢の人でもしっかりとした構造を持った器官ですから、早寝早起きをし、朝日を浴びる規則正しい生活をすることが下垂体の機能維持に大切です。朝日の下で新聞を読むことも健康の秘訣（ひけつ）かもしれません。

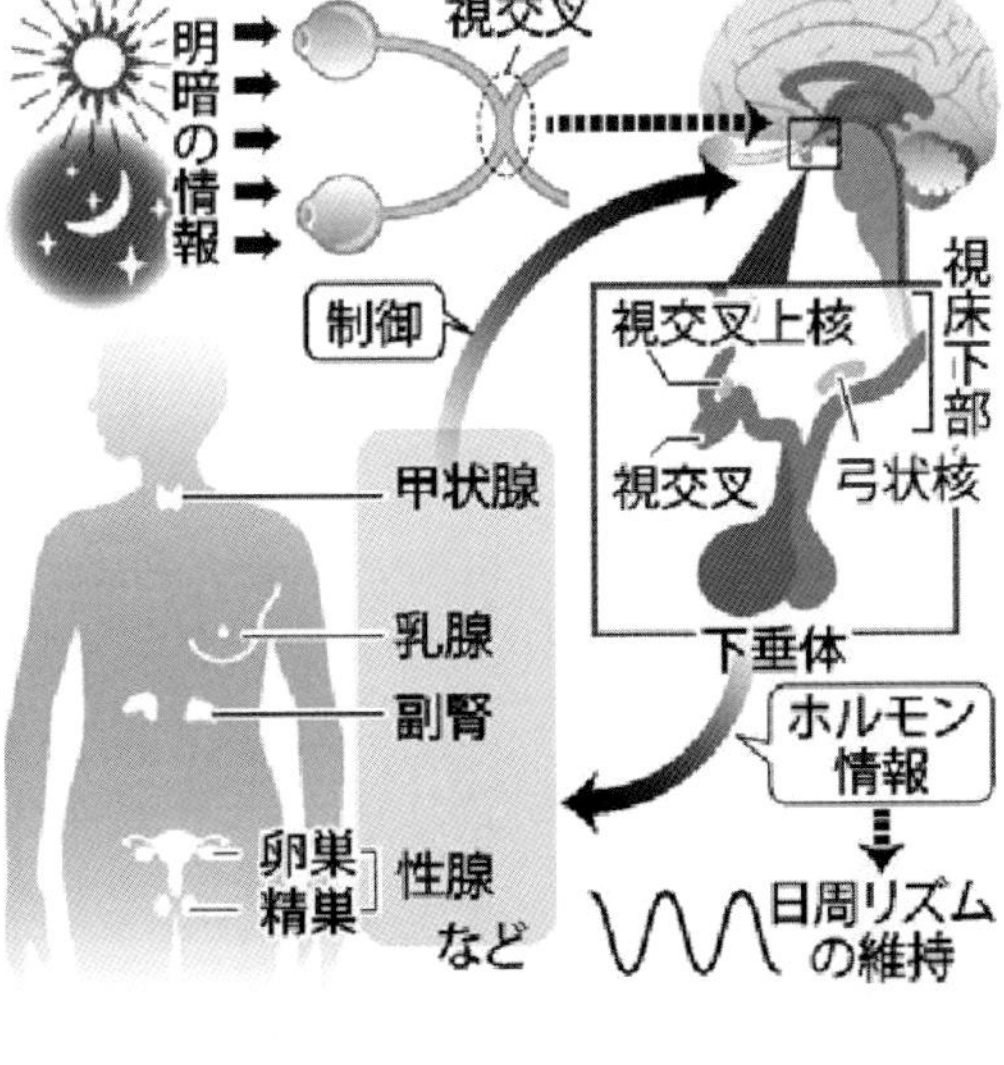

脳の画像診断　日々進歩、正確診断に貢献

《画像医学講座　講師　鹿戸将史》

脳の画像診断は、ここ10年大きな進歩を遂げています。小さな病気が発見できるようになったばかりでなく、より多くの情報が得られて手術が安全に行えるようになりました。今回は発展が目覚ましい脳の画像診断について、ＣＴ（コンピューター断層撮影）とＭＲＩ（核磁気共鳴画像）を中心にお話します。

ＣＴは、エックス線を利用したとても簡便な検査です。脳の出血や頭蓋骨の骨折がすぐに分かるため、頭部外傷や脳卒中の患者さんには、最初に行われます。一般的な使用のほかにＣＴで脳血流の評価も可能です。

一方で東日本大震災の原発事故以降、放射線被ばくに敏感な人が増えていますが、１回の脳ＣＴの被ばく量は2〜3ミリシーベルトにすぎません。小児ではさらに放射線量を少なくしてＣＴを撮っています。発がんのリスクが〝ゼロ〟ではなくなる年間１００ミリシーベルトからみると、非常に小さい値であり、少なくても、ＣＴ検査による急性の放射線による障害の心配はありません。むしろＣＴを撮らないことで、病気が見逃されるリスクが大きくなってしまいます。安心して検査をお受けください。

ＭＲＩは強い磁場を利用して、人体に豊富に含まれる水素原子の信号を画像化したものです。ＭＲＩ装置は、とてつもなく強力な電磁石であり、その磁力が大きいほど高精細な画像が撮れます。山形大学医学部付属病院では、１・5テスラと3テスラのＭＲＩ装置で全身の検査を行っています。時間はかかりますが、脳

梗塞や脳腫瘍などの病変をＣＴよりも明瞭に描出することができます。

ＭＲＩにはさまざまな撮り方があり、病変の性状に合わせて検査が行われます。例えば、拡散強調画像は早期に脳梗塞を診断する重要なツールとなっています。脳血管を描出するＭＲアンギオグラフィーという方法も長足の進歩を遂げ、脳動脈瘤（りゅう）や動脈狭窄（きょうさく）を発見することができるようになりました。くも膜下出血や脳梗塞を未然に防ぐことに一役買っています。

手術が予定されている場合には、あらかじめＭＲＩで脳の代謝や神経学的機能を評価することもできるようになり、安全な手術に貢献しています。ただし、ＭＲＩは非常に強力な電磁石なので心臓ペースメーカーなど体内金属がある場合は検査することができません。その際は主治医に必ずご相談ください。

最近話題のＰＥＴ－ＣＴも脳の画像診断に使われ始めています。脳虚血の診断や脳腫瘍の悪性度評価などのほか、まだ研究段階ですが、認知症の診断や脳代謝の評価が試みられています。

脳の画像診断は日々進歩しており、正確な診断や安全な治療に大きく貢献しています。大きな装置が多く怖いと感じるかもしれませんが、基本的に安全な検査ばかりです。安心して検査を受けていただきたいと思います。

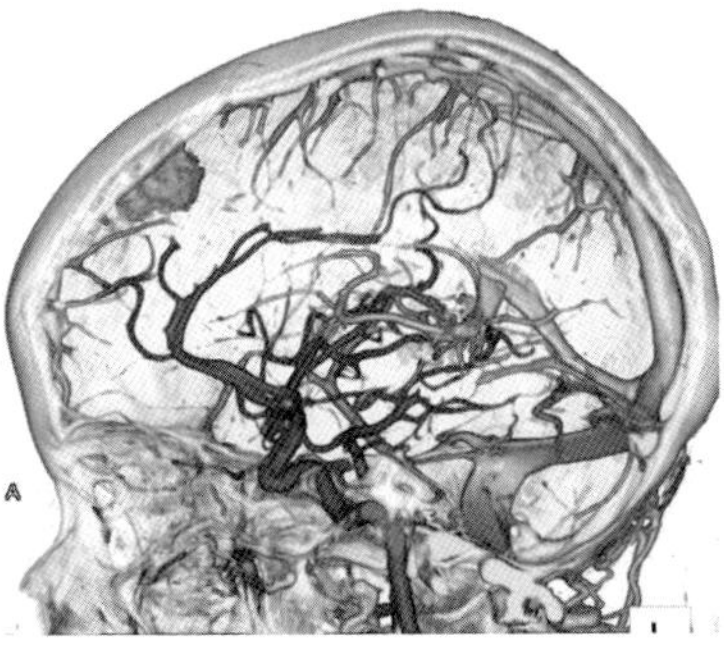

図

３次元 CT 画像では脳血管、頭蓋骨および脳腫瘍との関係を画像化できる

第二章

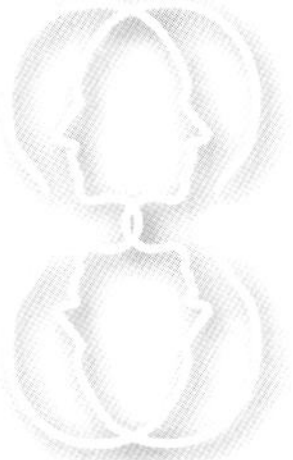

認知症

認知症とは　物忘れ以外に症状多様

《高次脳機能障害学講座　助教　斎藤尚宏》

今年になって認知症の高齢者が推計で３００万人を超えました。10年ほど前に国が予想していたよりもはるかに早いスピードで増え続けており、いまや65歳以上の10人に1人が認知症です。

認知症とは「一度成熟した知的機能が、なんらかの脳の障害によって広汎（こうはん）かつ継続的に低下した状態」のことをいいます。認知症というとすぐに物忘れを思い浮かべるかもしれませんが、症状は必ずしも記憶障害だけではありません。

認知症の症状は「認知機能障害」と「精神症状および行動障害」の二つに大別されます。「認知機能障害」には、記憶障害のほか、言語障害、視空間認知障害、遂行機能障害、人格や性格の変化などが含まれます。具体的には、言語障害は、言葉に詰まる、話を理解できない、読み書きができないなどの症状です。視空間認知障害は、顔や物の識別ができない、道具を使えない、服を正しく着ることができないなどの症状です。遂行機能障害は、論理的思考や判断能力が低下して複雑な状況に対処できなくなる、料理や作業の手順を間違えるなどの症状です。

このほかにも、簡単な計算ができない、道に迷う、日付が分からない、臭いや味が分からないなど、これまでできていたことができなくなります。いずれも脳の関係する領域がうまく働かなくなるためです。原因は脳の病気とは限りません。例えば、栄養やホルモンのバランスが崩れたり、薬の副作用などでも起こります。脳の機能は個人差が大きいので、どの程度低下したら認知症といえるのかはテストの点数だけでは分かりません。日常生活に支障が出始めたら要注意です。

もう一方の「精神症状および行動障害」は、家族や周囲の人たちが対応に困ってしまうような問題行動を指します。例えば、物がなくなると「誰かが盗んだ」と思い込んでしまう物盗られ妄想や、「布団に子供が寝ている」などの実際にはない物が見える幻覚、ひとつの物事に固執したり同じことを何度も繰り返す常同行為、ささいなことですぐに怒ったり興奮したりする易怒性（いどせい）など、通常よりも活発な行動が目立ちます。

それとは逆に、「何もせず寝てばかりいる」、「外出したり人に会うのを嫌がる」といった意欲の低下や物事に対する無関心など、活動性が低下する場合もあります。いずれも本人には病気という自覚が乏しいので、家族が困って病院に連れて来られることも少なくありません。

このように認知症といっても、脳の障害される部位によって出現する症状は多彩ですし、本人の性格や暮らしている環境によっても変わってきます。認知症は物忘れだけではありません。また年のせいではなく、ほとんどは脳の病気が原因です。若くても認知症になりますので、思い当たる症状がある場合は、ぜひ一度病院に相談してみてください。

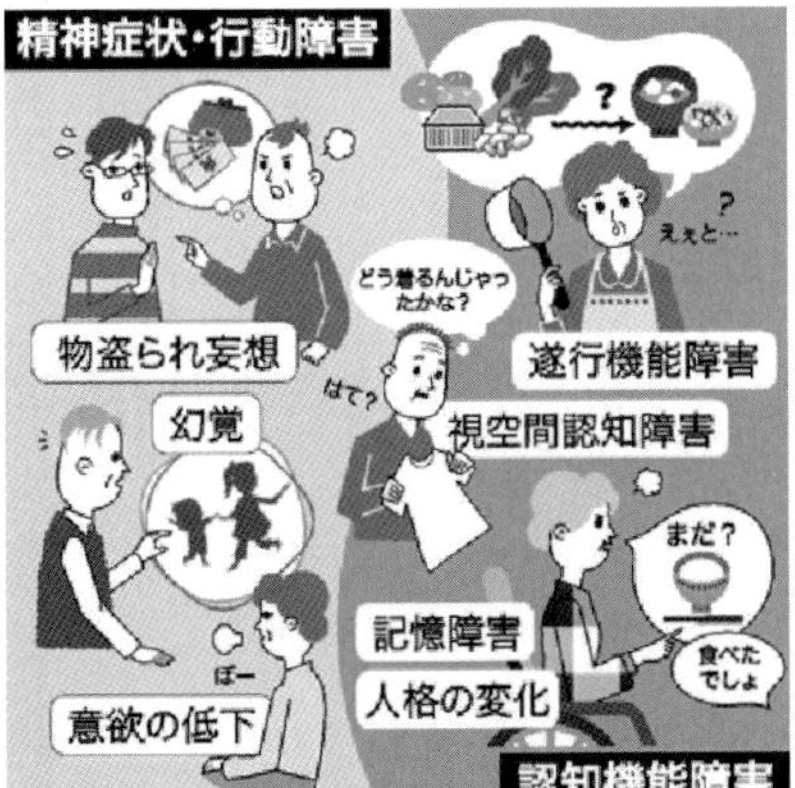

認知症の種類　原因や症状違い、治療も区別

《精神医学講座　准教授（現　福島県立医科大学会津医療センター）　川勝　忍》

認知症の原因は一つではなくたくさんの種類があります。代表的な認知症として、多い順に、アルツハイマー型認知症、血管性認知症、レビー小体型認知症、前頭側頭型認知症があり、四大認知症と呼ばれます。アルツハイマー型認知症は認知症全体の6～7割を占めます。アルツハイマー型認知症、レビー小体型認知症、前頭側頭型認知症は、いずれも神経変性疾患であり、神経細胞が徐々に痩せて消失し、それぞれに特異的なタンパク質が脳内に蓄積する病気です。血管性認知症は、脳梗塞や脳出血などの脳血管障害に続発し、障害の部位や範囲によって、認知症が起こります。これらの認知症は原因や症状が違うので、治療や介護の上でもきちんと区別して考える必要があります。

神経変性疾患による認知症は、年単位で、いつとはなしに始まり、ゆっくりと進行しますが、急激に起こってくる認知症には注意が必要です。頭をぶつけてから数週後に頭の中の血腫が増大してくる慢性硬膜下血腫は、厳密には認知症ではありませんが、ぼんやりとして認知症と似たような状態になります。脳ＣＴ検査で確認できるので、きちんと検査を受けることが大切です。

また、これとは別に、数日から数時間単位で起こる認知症に似た状態には、入院などの環境の変化や手術後、薬の影響、体調の変化などにより引き起こされる、せん妄状態があります。せん妄状態は、日中はぼん

やりして夜間に興奮することが多く、夜間せん妄ともいいます。原因となっている要因を取り除くことにより回復します。

高齢者のうつ病では、経過が長くなると、意欲低下、思考力の低下がみられ、認知症と紛らわしい状態になることがあります。この場合はうつ病の治療によって回復します。

認知症の種類を発症年齢で分けることもできます。認知症は本来、高齢者の病気ですが、65歳以前に起こるものは若年性認知症といいます。原因は、脳血管障害や頭部外傷のほかに、50歳代の働き盛りに起こりやすいアルツハイマー型認知症、前頭側頭型認知症があります。後者は、きちんと診断されないまま仕事能率の低下や異常行動から降格や解雇されてしまうこともあるため、専門医療機関での診断が必須です。

また、80歳以降のより高齢な方に起こりやすい認知症として、嗜銀顆粒性（しぎんかりゅうせい）認知症という新しい病気も見つかっており、記憶障害のほかに頑固さ易怒性（いどせい）などがみられます。認知症の啓蒙（けいもう）により、早い段階で病院を受診する方が増えています。社会生活は保たれ認知症とまではいえませんが、記憶力の低下だけがみられる状態を、軽度認知障害といい、1年で15％の方がアルツハイマー型認知症に移行するとされますので、注意深い観察が必要です。次回からそれぞれの認知症について細かく見ていきます。

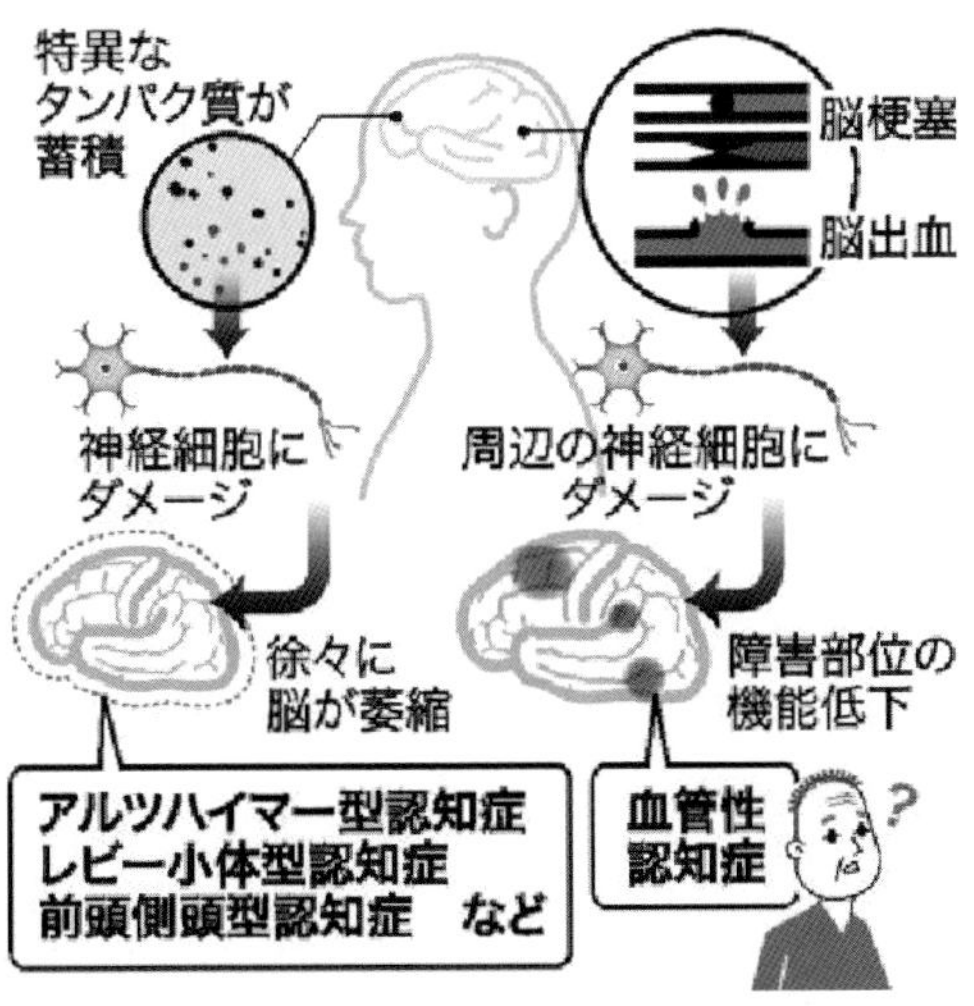

治療可能な認知症　MRI検査で診断重要

《内科学第三講座　教授　加藤丈夫》

高齢者の認知症（知的機能低下）をきたす三大疾患は、「アルツハイマー型認知症」、「血管性認知症」および「レビー小体型認知症」です。この中で患者数が最も多いアルツハイマー型認知症は、最近の医学の進歩により、効果が認められる新薬が登場しました。しかし、患者さんやご家族が期待するほど大きな効果はないのが現状です。

一方、これらの3疾患に比べて患者数は少ないのですが、正しい診断・治療により劇的に知的機能が改善する病気もあります。そのような病気は多種ありますが、ここでは紙面の制約のため、「甲状腺機能低下症」と「ウェルニッケ脳症」について述べます。

甲状腺は、首の喉仏の下にあるチョウが羽を広げたような形をした器官（図1）で、甲状腺ホルモンを合成・分泌しています。この甲状腺ホルモンの合成・分泌が少なくなった状態が「甲状腺機能低下症」です。甲状腺機能低下症をきたす疾患はいくつかありますが、成人では慢性甲状腺炎（橋本病）が最も多くなっています。

甲状腺機能低下症になると、気力がなくなり、物忘れしやすくなり、知的機能が低下したように見えることがあるため認知症と誤られることがあります。また、「寒がり」を訴えたり、脈拍数や心拍数が低下したりします。甲状腺ホルモンが少なくなると血清コレステロール値が上昇するので、検診などで高コレステロール血症を指摘されることもあります。このような特徴があれば、血液中の甲状腺ホルモン値を測定することで診断できます。治療としては、甲状腺ホルモン剤を服用することで症状は改善・消失します。

一方、長期間、不適切な食事をしているとビタミンB1不足に陥ることがあります。ビタミンB1不足になると、（1）手足の神経が障害される（かっけ）（2）脳が障害される（3）心臓の機能が低下（心不全）する－といった症状が出ます。日清・日露戦争時、ビタミンB1不足により多数の兵士を死なせてしまった陸軍軍医総監・森林太郎（森鴎外）の話は有名です。ビタミンB1不足により起こる脳障害が「ウェルニッケ脳症」です。この病気になると、頭がボーとしたようになり、記憶力も悪くなり、認知症と誤られることがあります。また、眼球の動きが悪くなったり、歩行がふらつくなどの症状も出現し、進行すると意識障害に陥ります。

脳の「乳頭体」（図2）といわれる部位の病変がほぼ全例で認められ、さらに「脳室周囲」にも多くの症例で病変が認められます。この「乳頭体－脳室周囲」の病変の広がりはウェルニッケ脳症の特徴であり、脳MRI検査を行うことで、これらの病変を確認できます。治療としては、ビタミンB1製剤の注射が挙げられ、発症早期に治療が行われれば、後遺症もなく完治します。

「治療可能な認知症」として、そのほかにも「正常圧水

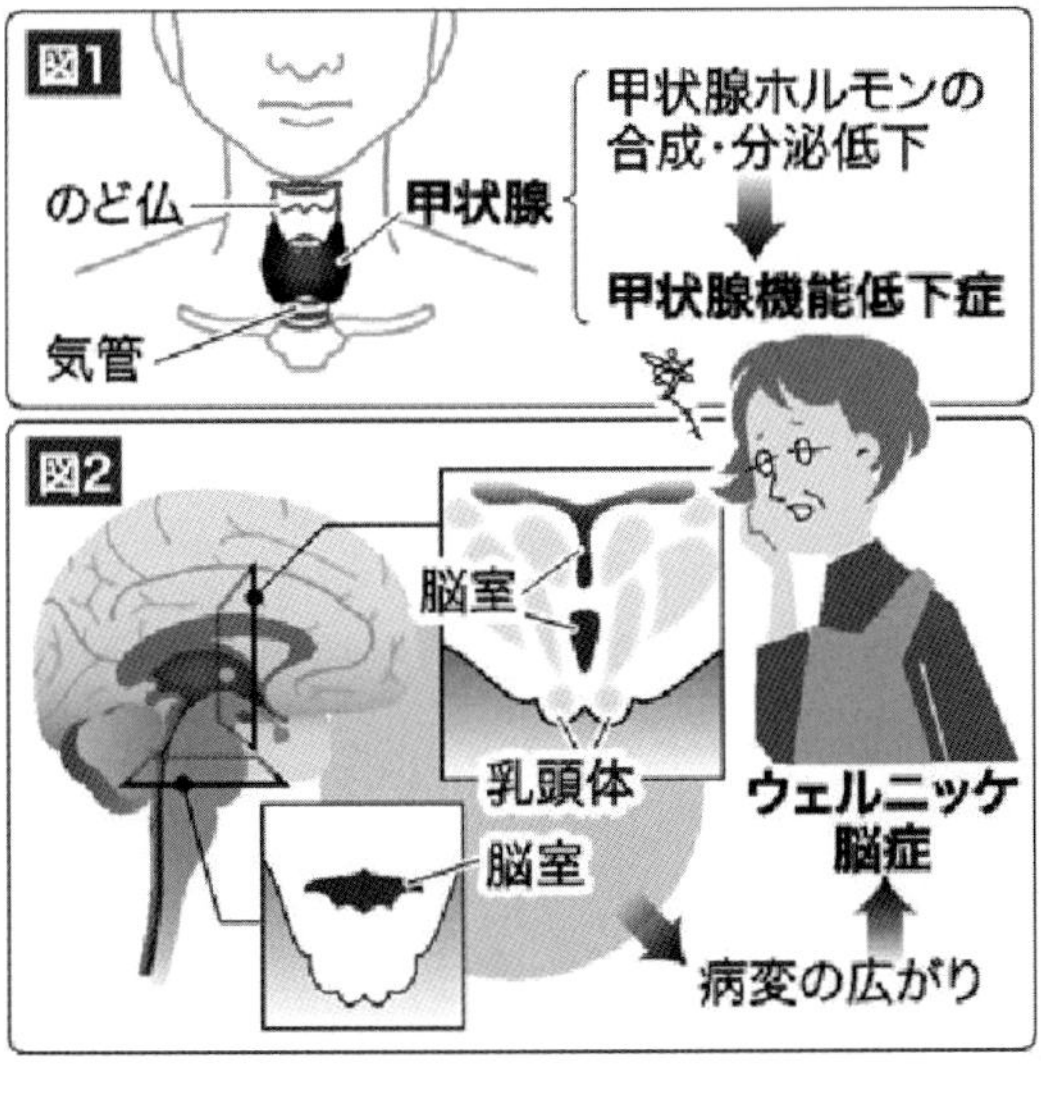

頭症」、「慢性硬膜下血腫」、「髄膜腫」など多数の疾患がありますが、「治療可能な認知症」を見逃さないために最も重要なことは、「認知症が疑われたら1度は脳ＭＲＩ検査を受ける」ことです。この検査を行うことで、多くの「治療可能な認知症」の診断が可能だからです。

正常圧水頭症　手術で歩行障害が改善

《内科学第三講座　医員（現　福島県立医科大学会津医療センター）　伊関千書》

ここでは、高齢者で認知症をきたす疾患として重要な「特発性（とくはつせい）正常圧水頭症」を紹介します。なぜなら、特発性正常圧水頭症は、認知症を起こす病気の中で、治療法がある病気として40年以上も前から有名なのです。「特発性」以外の水頭症には、クモ膜下出血などの後に起こることがある「続発性（ぞくはつせい）正常圧水頭症」がありますが、詳細は今回触れません。

「特発性」というのは、病気の原因がよく分かっていないという意味です。つまりこれといった原因がないのに、高齢者で歩き方が下手になってきたり、ぼんやりとしたり物忘れをしたり、トイレが近くなったり漏らしやすくなったりするのが、この特発性正常圧水頭症の特徴です。医学用語では、これらは「歩行障害」「認知症」「排尿障害」で三徴（三つの特徴）と呼びます。三つ全てがそろわないこともよくあります。ただし、高齢者ではその他のいろいろな病気によっても三徴と同じような症状が出てしまうので、症状だけから特発性正常圧水頭症であると診断はできません。そこで、病院での検査が必要になります。

病院での検査では、脳のＣＴかＭＲＩを撮影することが重要です。これらによって、脳の近くにある水分（脳脊髄液）がある場所（脳室）が、通常よりも大きくなっている（脳室拡大）所見が認められたら、この病気を疑う手がかりとなります。脳脊髄液は通常流れていて、毎日少しずつ新しいものと交換されているのですが、特発性正常圧水頭症ではこの脳脊髄液の流れが滞り、脳室拡大が起きて脳自体が変形し、症状を出すのではないかと考えられています。

症状は、滞った脳脊髄液を他に逃す手術（シャント術）によって改善することが知られています。手術と聞くと怖がる方もいますが、シャント術は脳自体になされる手術ではなく、細い管を通して水分の通る脇道を作る手術だとご理解ください。きちんと診断を受けた特発性正常圧水頭症では、この手術によって歩行障害が改善しやすいことが、最近日本で行われた臨床研究で明らかになりました。

私たち山形大学では、地域で暮らす70歳以上の高齢人口千人のうちから1年に1人くらいの「特発性正常圧水頭症」の患者さんが発症することを推計しました。これまで考えられていたよりも多くの特発性正常圧水頭症の患者さんが潜在していることを、初めて示しました。また、症状が出ていなくても、特発性正常圧水頭症の予備軍ともいうべき高齢者がいることも発見しました。来る超高齢化社会では、患者さんがより早期に適切な治療を受けられるよう、この病気について理解が広まることを願っています。

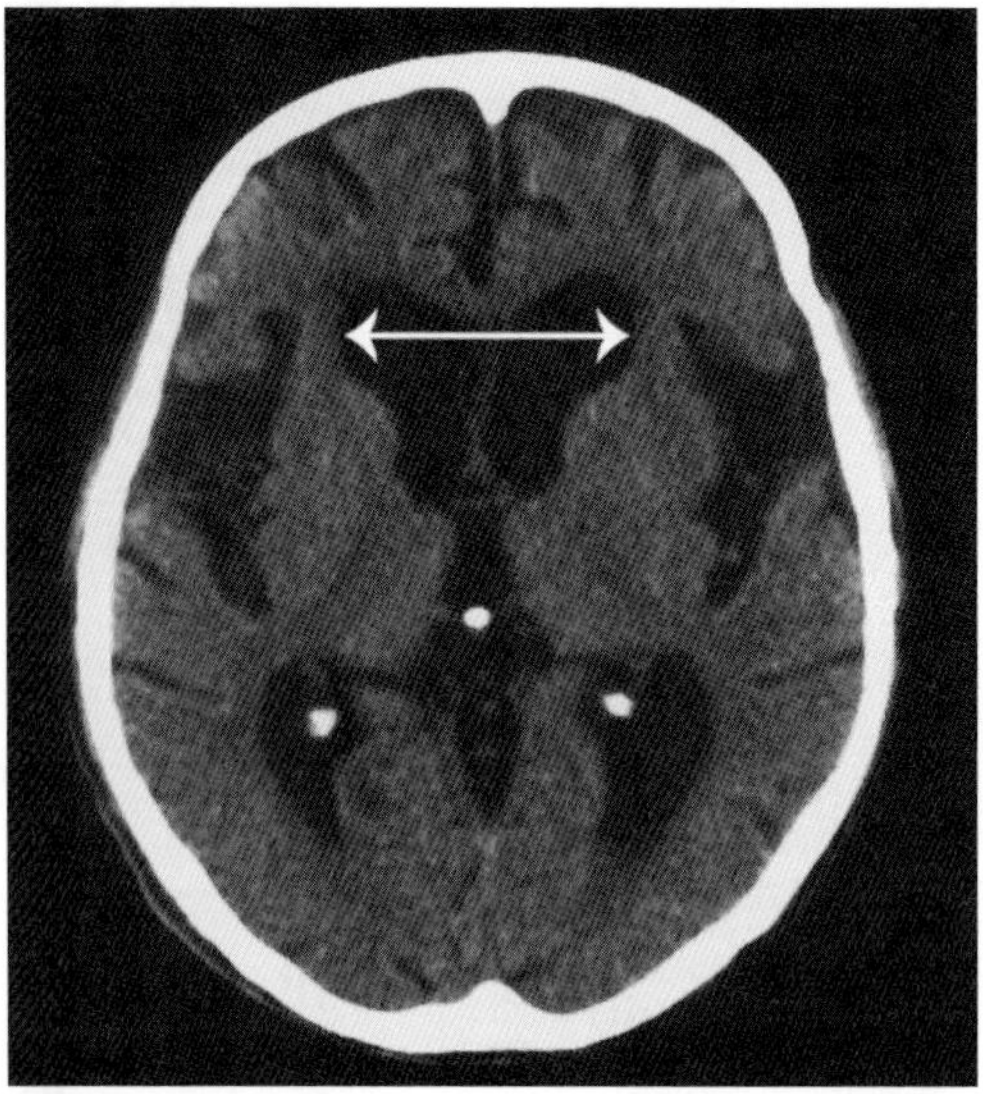
特発性正常圧水頭症の患者さんの頭部CT画像。黒い部分が脳脊髄液で、脳脊髄液が貯留している部分（脳室）が正常より拡大しています（矢印）

アルツハイマー型認知症　進行抑制や予防が可能

《精神医学講座　准教授　林　博史》

アルツハイマー型認知症は脳の神経細胞が正常な老化よりも速く減っていく病気です。原因はよく分かっていませんが、脳の中に異常なタンパクが蓄積して神経細胞を死滅させるからだといわれており、認知症の原因としては最多です。２０１０年における日本での認知症高齢者数が２８０万人と先日報道されましたが、その半数以上がアルツハイマー型認知症と考えられています。

アルツハイマー型認知症で早期にみられる症状は記憶力の低下です。昔のことはよく覚えているのに数時間前や昨日のことを覚えていないのが特徴です。日常生活では大切な約束を忘れたり、財布や眼鏡など身近な物の置き場所を忘れたり、何度も同じことを尋ねるなどの症状で気付かれることが多いです。

進行すると道に迷ったり、着替えや入浴にも介助が必要になったりします。また、全員ではありませんが、早期から意欲がなくなり、うつ病と紛らわしい症状がみられたり、「財布を盗まれた」などといった「物盗られ妄想」がみられることがあります。さらに進行した段階では、徘徊（はいかい）や興奮などがみられることがあります。これらの症状はずっと続くわけではなく、デイサービス等の利用や環境を調整することでなくなることもしばしばみられます。

診断には、ゆっくりと進行する記憶力低下や判断力低下といった症状を本人および家族などから確認することが大切です。病院では記憶などの認知機能を調べる検査、脳ＣＴやＭＲＩ、必要に応じて脳血流検査などの脳画像検査が行われます。アルツハイマー型認知症では、脳の側頭葉の内側部の萎縮と側頭葉や頭頂葉、後部帯状回と呼ばれる部位の血流が低下するのが特徴です。

現時点では、アルツハイマー型認知症を治す薬はありません。しかし、認知症の進行を遅らせる薬が登場しています。少し難しい言葉ですが、「コリンエステラーゼ阻害薬」3種類と「ＮＭＤＡ受容体拮抗（きっこう）薬」1種類が使用されています。より早期から薬を服用することで、病気の進行を緩やかにすることができることから、早期発見、早期治療が大切です。また、不眠や興奮などの症状が、環境を工夫したり、適切な介護やケアを受けたりしても改善しないときは漢方薬などを使用することもあります。

最近はアルツハイマー型認知症の予防についても報告されています。老化や遺伝などは避けることができませんが、糖尿病などの生活習慣病を予防、改善することでアルツハイマー型認知症になる危険を少なくすることが分かってきました。アルツハイマー型認知症の予防にも適切な食事や運動習慣が大切なようです。

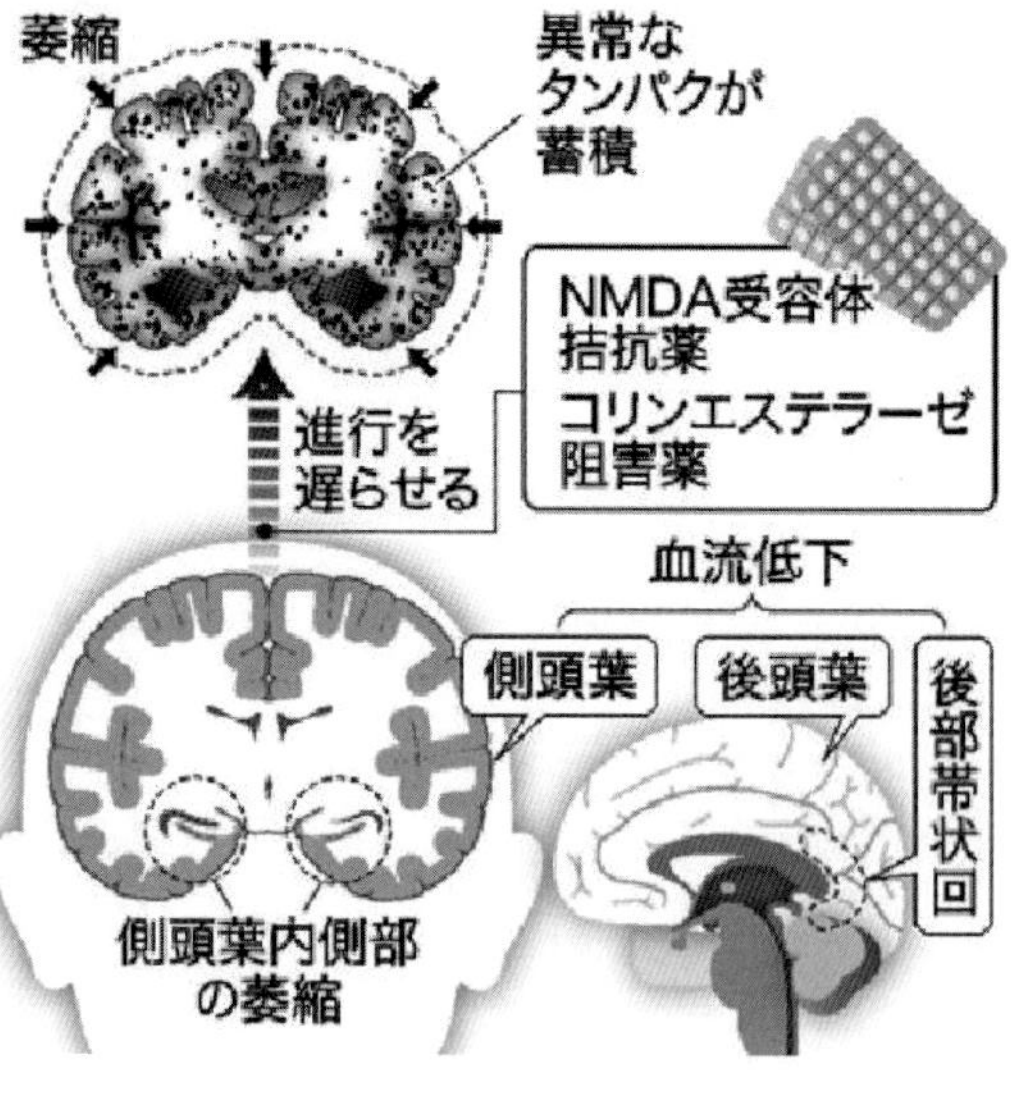

脳を知る～認知症

レビー小体型認知症　幻視など特徴的な症状

《高次脳機能障害学講座　助教　斎藤尚宏》

今から１００年ほど前の１９１２年、当時アルツハイマー教授の下で研究していたレビー博士が、パーキンソン病患者の脳の神経細胞の中にエオジン色素で赤く染まる物質を発見しました。この物質がレビー小体です。そして発見から半世紀以上たった１９７６年に小阪憲司博士（横浜市立大学名誉教授）によって、このレビー小体が脳の広い範囲にわたって存在する認知症が報告されたのをきっかけにして、１９９５年この認知症を「レビー小体型認知症」と呼ぶことが国際的に正式に決められました。この病気が世の中に知られるようになったのもこのころからです。進行を止めることができない認知症としては、アルツハイマー病に次いで2番目に多い病気です。

病気が進行すると「もの忘れ（記憶障害）」も出てきますが、初期には全くない人もいます。特徴的な症状に、実際には存在しない人や小動物がはっきりと見える「幻視（＝ないものが見える）」や「錯視（＝あるものがほかのものに見える）」があります。

例えば、患者さんは「夕方になると部屋に子供が遊びに来る」「庭の木の陰から女の人がじっとこっちを見ている」「排水口から小さな黒い虫が湧いてくる」などと訴えますが、家族や他人からはそれが見えません。本人がしつこく訴えない限り家族の方もほとんど気にならないため、初期には見過ごされやすいので注意が必要です。こうした症状は脳の視空間認知機能（顔や物の識別をする能力など）が低下するためと考えられています。

二つ目の特徴は、症状に変動があることです。ぼんやりしている日もあれば、はっきりしている日もあって、あるとき頓珍漢（とんちんかん）なことを言って周りを困らせたかと思えば、次の日には全く普段と変わりないなど、周囲の方がだまされているのではないかと疑いたくなるほど、日によって症状が変わる人がいます。

三つ目の特徴は、手足がふるえる、動作が鈍い、表情が硬いなどのパーキンソン病でみられる症状が2割から半数くらいに認められます。このほかにも、睡眠中に暴れたり大声を上げたりする「レム期睡眠行動異常症」や、精神病の薬に対して過剰に反応する「薬剤過敏性」がみられた場合も、この病気が疑われます。

現在までにレビー小体は、「α－シヌクレイン」というタンパク質を成分とすることが分かっていますが、どうして神経細胞にたまるのか、どのようにして作用するのか、などの詳しいメカニズムは解明されていません。そのため治療は対症療法が中心になりますが、パーキンソン病治療薬やアルツハイマー病治療薬の「アセチルコリン分解酵素阻害薬」が奏功する場合もありますので、きちんと診断を受けることが大切です。

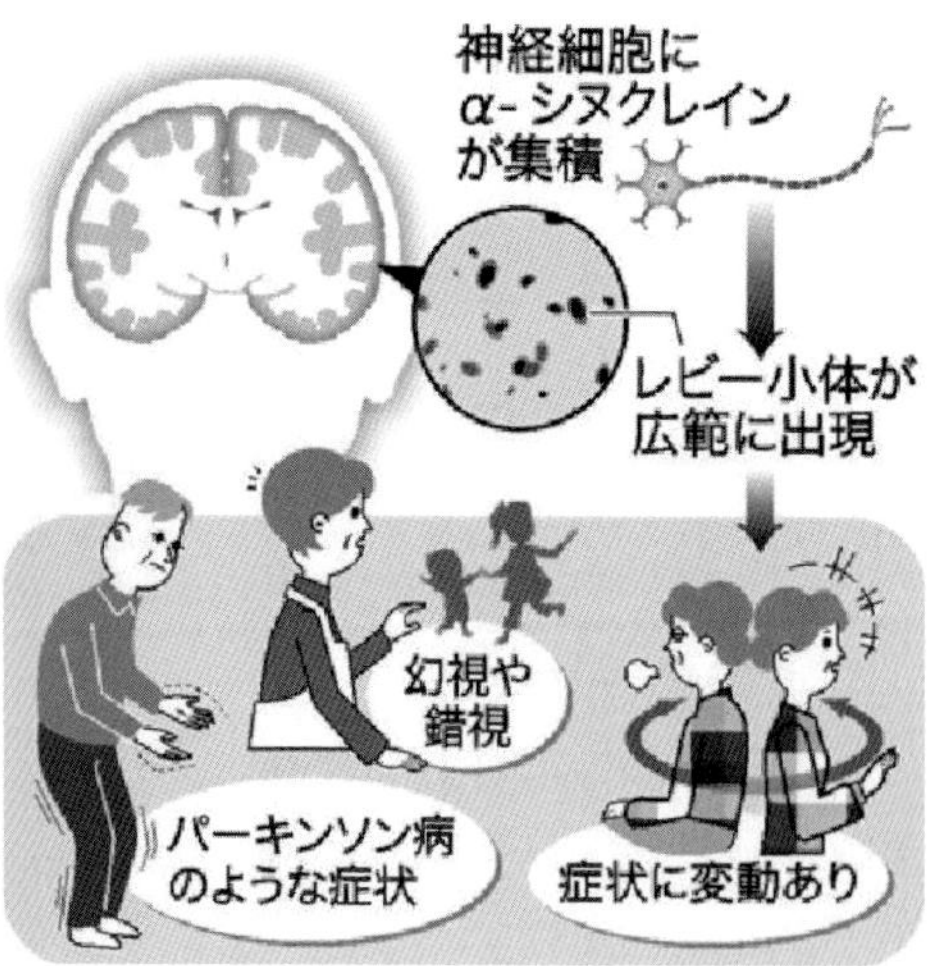

脳を知る〜認知症

前頭側頭型認知症 言葉や行動の異常で発症

《精神医学講座 助教 小林良太》

前頭側頭型認知症はその名が示す通り、主に前頭葉と側頭葉に脳の萎縮をきたす疾患で、アルツハイマー型認知症、血管性認知症、レビー小体型認知症とともに4大認知症といわれ、認知症患者のおよそ5％程度を占めるといわれています。また発症年齢は比較的若年であり、65歳未満で発症する認知症の20％程度を占めるとされています。

前頭葉は脳の前方に位置する脳で、意志や思考、感情のコントロールや人の行動を起こす役割を担っており、前頭葉の働きによって理性的に行動することができます。また側頭葉は、脳の左右側方に位置する脳で、言語の理解、記憶や物事の判断や感情のコントロールなどの役割を担っています。その前頭葉や側頭葉に障害が起こるため、前頭側頭型認知症では、大きく分けて行動の異常と言語の異常がみられます。

行動の異常としては▽身だしなみに無頓着になる▽周囲の人を無視して自己中心的である▽意味もなく同じ言葉（同じ行動）を繰り返す▽他人のものやお店のものを勝手にとっても悪気がない－などの症状がみられます。

また言語の異常としては▽自発的な発語が減る▽簡単な単語の意味が分からなくなる▽言葉が出づらくなる－などの症状がみられます。行動の異常があるために一部の患者さんでは認知症の診断がされず、統合失調症と診断されたり、万引犯として扱われていたりすることもあります。

前頭側頭型認知症の原因としては、脳に「タウ」や「TDP－43」などといった異常物質が蓄積することが確認されており、ここ数年で目覚ましい研究の進歩がみられます。検査としては脳の萎縮を捉えるための頭部CTや頭部MRIが必須です。また萎縮があまりない初期の段階では脳血流SPECT検査やPET検査が有効であるといわれています。

アルツハイマー型認知症に比べて、ずっと少ない病気であり、症状の改善や進行を遅らせる治療法の開発はこれからですが、作業療法的アプローチによる非薬物的療法が介護負担を減らす意味でも異常行動に対し有効であると報告されております。一見、非常に困ってしまう常同行為など前頭側頭型認知症に特徴的な症状を逆に利用した環境設定やケアプランにより、困った行動を適応的な行動に変容させ、QOL（生活の質）を高める試みが実施され、成果を挙げております。また、精神症状や行動変化に対し、抗うつ薬の1種である選択的セロトニン再取り込み阻害薬（SSRI）や非定型抗精神病薬などによる薬物療法も有効であるとされています。

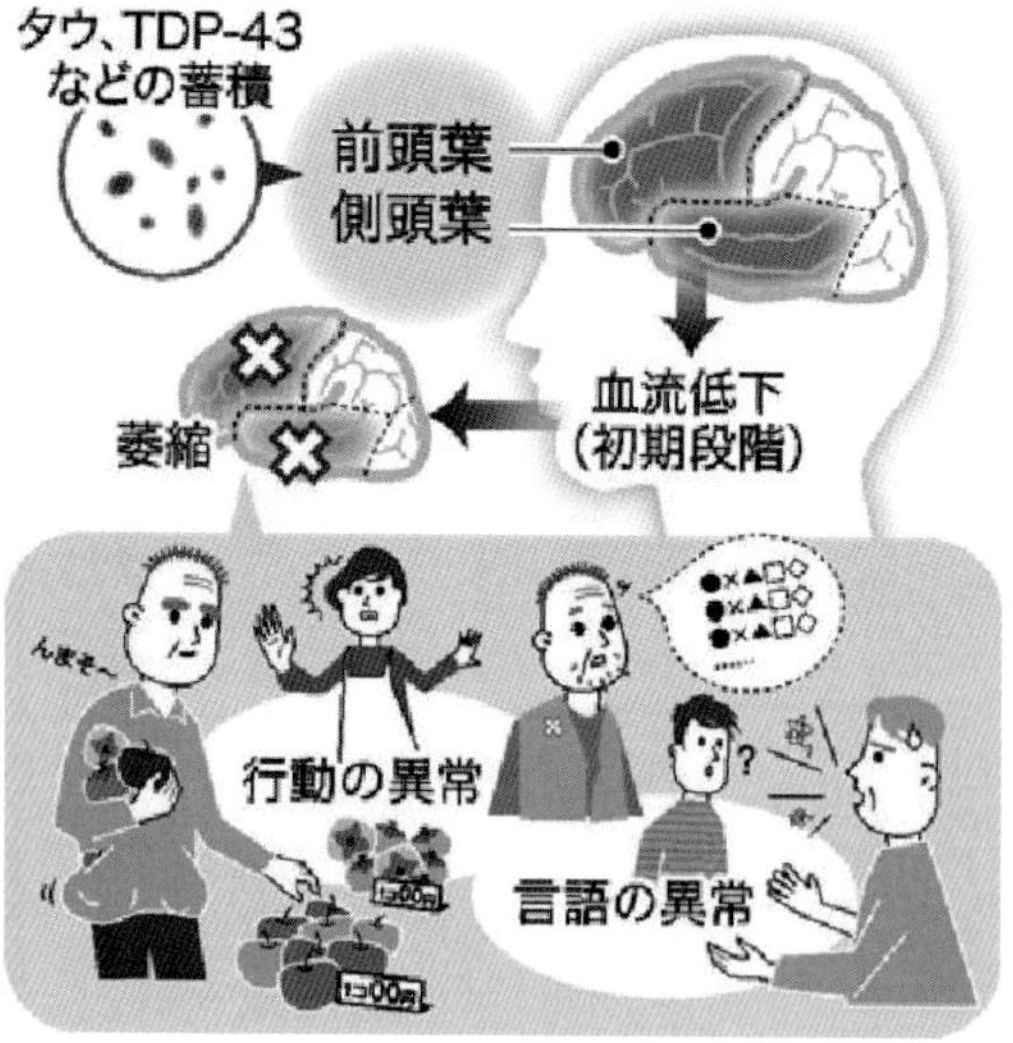

血管性認知症 「この日を境に」に注意

《高次脳機能障害学講座　准教授　丹治和世》

血管性認知症は、脳血管障害、つまり脳卒中の後に起こる認知症です。認知症の中で1番多いのはアルツハイマー病ですが、血管性認知症は2番目に多いとされています。数が多いわりにあまりよく知られていないのは、この病気には少し分かりにくい面があるからかもしれません。脳卒中にはいろいろな種類があり、血管性認知症の症状も人それぞれ違うのです。

脳卒中には大きく分けて（1）脳梗塞（2）脳出血（3）くも膜下出血－の三つの種類があります。脳梗塞は脳の血管が詰まることにより起こり、ほかの二つは脳の血管が破れて出血することにより起こります。

脳卒中の症状は、脳卒中の場所によって異なります。例えば記憶で有名な海馬という場所に脳卒中が起きた場合、記憶の障害が起きます。言葉の機能を受け持つ「言語野」に脳卒中が起きた場合失語症になります。ほかにも認知機能に大切な場所が数多くあります。また、場所によっては小さな梗塞・出血が起きても明らかな症状が出ない場合もあり、最近では「隠れ脳梗塞」などと呼ばれているようです。しかし「隠れ脳梗塞」の患者さんの中には、症状が出ているのに気付かない場合もあります。注意力・集中力がなくなったとか、なんとなく気分がふさぐ、やる気が起こらない、などといった場合に小さな脳卒中が原因ということもあるのです。こうした小さな脳卒中が積み重なって血管性認知症の原因になります。

血管性認知症を早く発見するための鍵となるのは、「この日を境に」という言葉です。アルツハイマー病では認知症の症状は徐々に進むのに対し、血管性の認知症は、よく観察していると、階段状に、つまりある時点を境に急に症状が出ることが特徴です。また、いったん出た症状が自然に改善することもあり、症状の変動がみられるということも覚えておいてください。

血管性認知症の患者さんには、もともと糖尿病や高血圧を抱えていたり、喫煙をしていたりなど、血管障害を起こしやすい状態の方が多いです。血管性認知症を予防するためのポイントは生活習慣病にきちんと対処して血管の健康を保つこと、そして日頃から頭の働きの変化に気をつけることです。もし変化に気付いたときは、「こんな症状は脳卒中とは違う」と決めつけてしまわずに、病院で診てもらうことをお勧めします。脳卒中があるかどうかは、ＭＲＩやＣＴを撮ればよく分かりますので。

この欄で、今月下旬から数回に分けて脳卒中について詳しく取り上げることになっています。そちらもぜひ読んでいただき、血管と脳の関係についてよく理解していただけたらと思います。

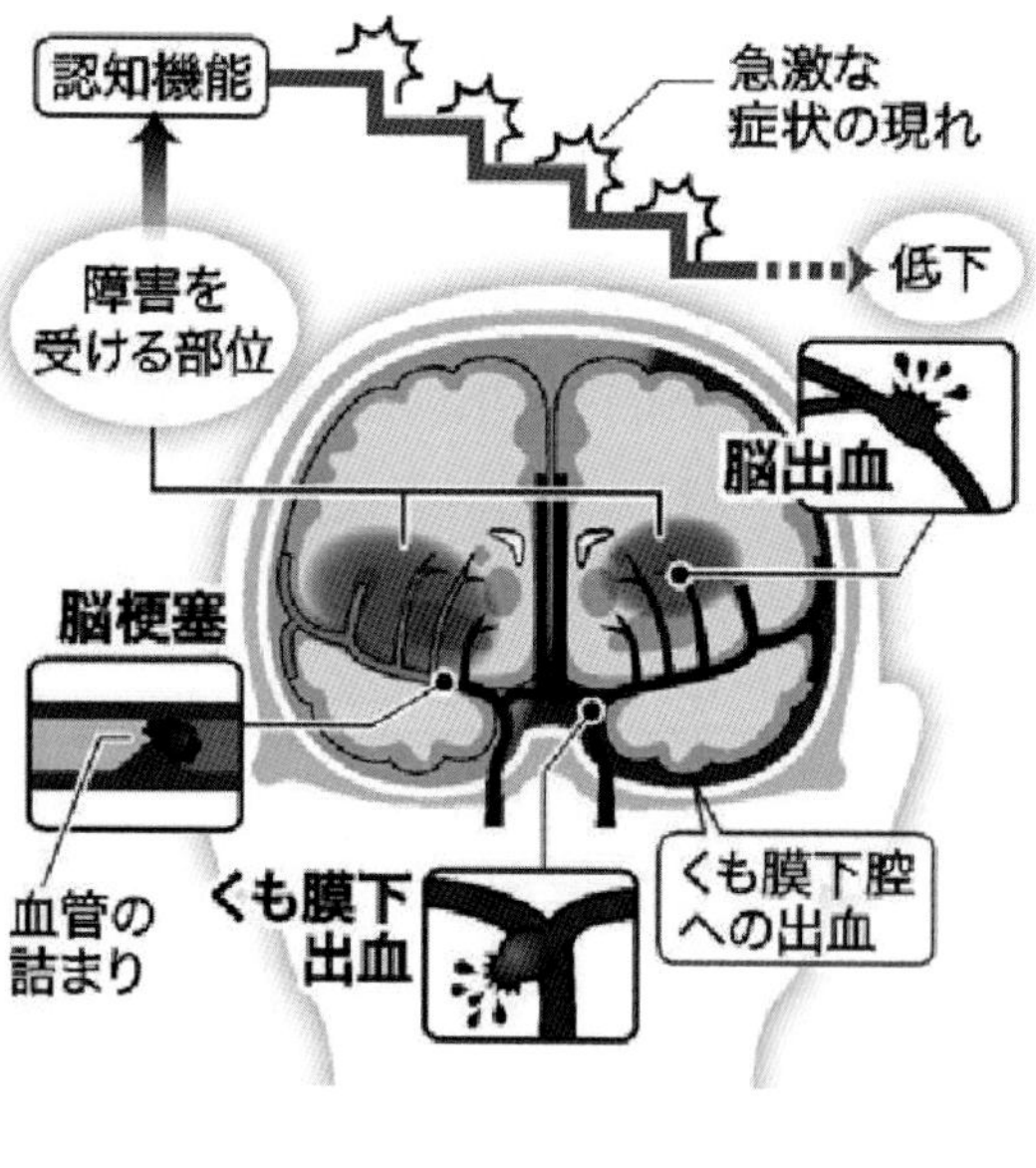

認知症施策の動向 「ケアの流れ」転換めざす

《医療政策学講座　教授　村上正泰》

急速な高齢化に伴って認知症の人がこれまで以上に増加していくと見込まれる中、行政も認知症施策の充実に向けてさまざまな取り組みを進めています。

厚生労働省は2012年9月に「認知症施策推進5カ年計画」を策定しました。通称「オレンジプラン」と呼ばれています。

オレンジプランは、厚生労働省の認知症施策検討プロジェクトチームが同年6月にとりまとめた「今後の認知症施策の方向性について」に基づいて作られたものです。このプロジェクトチームが掲げた今後目指すべき基本目標というのは、認知症の「ケアの流れ」を変える、というものです。

何をどのように変えるのかというと、これまでは「認知症の人は、精神科病院や施設を利用せざるを得ない」との考え方が根強くありましたが、それを改めて「認知症になっても本人の意思が尊重され、できる限り住み慣れた地域のよい環境で暮らし続けることができる社会」の実現を目指すということです。すなわち、これまでの「自宅→グループホーム→施設あるいは一般病院・精神科病院」という流れをむしろ逆の流れにしていくということが、政府の認知症施策の基本目標として掲げられたのです。

それでは、厚生労働省は具体的にどのような施策を進めていこうとしているのでしょうか。

一つには、状態に応じた適切なサービス提供の流れを示す標準的な「認知症ケアパス」の作成・普及を進めていくということです。

さらに、早期診断・早期対応のため、家庭訪問を行い、アセスメントや家族支援等を行う「認知症初期集中支援チーム」を地域包括支援センターなどに配置する方針です。また、２０１７年度までに認知症の早期診断等を行う医療機関を全国に約５００カ所整備するという目標も示しています。

認知症のために精神病床に入院している患者数は5・2万人に増加し、長期入院を続けていますが、地域での生活を支える医療サービスを構築するため、認知症の薬物治療に関するガイドラインの策定や精神科病院に入院が必要な状態像の明確化なども行う予定です。また、退院に向けての診療計画である「退院支援・地域連携クリティカルパス」の作成を進めることになっています。

さらに、認知症の人が可能な限り住み慣れた地域で生活していくために必要な介護サービスの整備や、認知症地域支援推進員や認知症サポーターの増加などによる地域での日常生活・家族の支援の強化、若年性認知症施策の強化、医療・介護サービスを担う人材の育成などにも取り組んでいくことになっています。

認知症の人も住み慣れた地域で暮らし続けるという方向

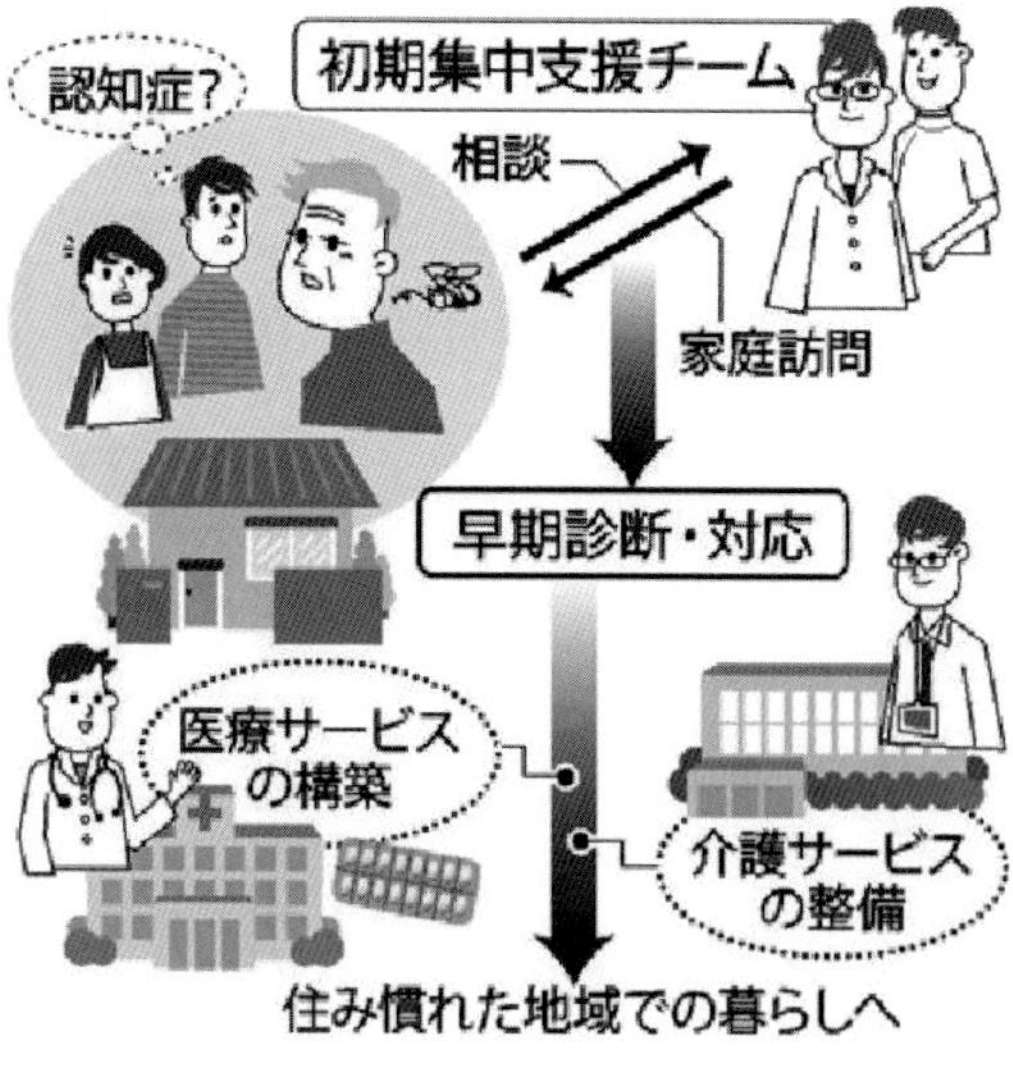
初期集中支援チーム
認知症?
相談
家庭訪問
早期診断・対応
医療サービスの構築
介護サービスの整備
住み慣れた地域での暮らしへ

性は理想的ですが、これから施策をどのように現実的に進めていくのかという点には課題も多く残っています。認知症ケアの転換が目指される中、行政の動きにも注目しながら、認知症ケアのあり方をそれぞれの家庭や地域で考えていただきたいと思います。

（追記）その後、政府は２０１５年１月に、認知症の人への支援を強化する初の「国家戦略」として、「認知症施策推進総合戦略（新オレンジプラン）」を決定し、関係省庁が連携して対策に取り組む方針を打ち出しています。

認知症に関する最近の話題　対アミロイド、研究急ぐ

《精神医学講座　准教授（現　福島県立医科大学会津医療センター）　川勝　忍》

今回は、認知症についてみなさんが最も知りたがっている治療薬について最近の話題を紹介します。

2011年春からアルツハイマー型認知症の新しい治療薬として3種類の薬が発売され、全部で4種類の薬が使えるようになりました。うち3種類はいずれも記憶に関係する脳内物質であるアセチルコリンの働きを、その分解を抑えることによって増強する作用の薬です。もう1種類は脳内グルタミン酸の過剰による神経毒性を抑えることによって神経の働きを改善させる薬です。これらの薬は認知機能を軽度改善させるとともに、認知症の進行を2年程度遅らせる作用があるとされています。認知症だからと諦めず、きちんと治療を受けることが大切です。

アルツハイマー型認知症の根本治療の薬はまだありませんが、次世代の薬の開発が盛んに行われています。アルツハイマー型認知症では脳内にアミロイド・ベータタンパク（以下アミロイド）が蓄積することが病気の重要な原因と考えられてきました。自分の体にアミロイドに対する抗体をつくらせるワクチン療法や、抗体そのものを注射することにより、蓄積したアミロイドを取り除く治療の臨床試験が行われています。このうち、ワクチン療法では、治療した患者さんの脳組織を調べてみると、アミロイドを取り除くことには成功していましたが、結局、認知症の進行を抑えることはできませんでした。

アミロイドの蓄積は、実は認知症発症の10年前からすでに始まっているので、神経細胞のダメージが進んでしまってからでは効果が出ないのではないかと推測されています。また、アミロイドの産生を抑える薬も開発中ですが、ほとんどが臨床試験の途中でよい結果が出ずに開発中止となっています。現在、アルツハイマー型認知症を発症するごくまれな遺伝子異常を持っている方に、発症前からこれらの薬を使って効果があるかどうかが世界規模で調べられています。

今では、脳内にアミロイドが蓄積しているかどうかを、ポジトロンCT（PET）により確認できるようになりました。この検査はまだ保険適応ではなく研究用検査です。アミロイド蓄積がなければアルツハイマー型認知症は否定されます。認知症がなくてアミロイド蓄積がみられる場合、アルツハイマー型認知症の前段階である可能性が高くなりますが、まだ十分検証されていません。

最近話題のｉＰＳ細胞技術を応用し

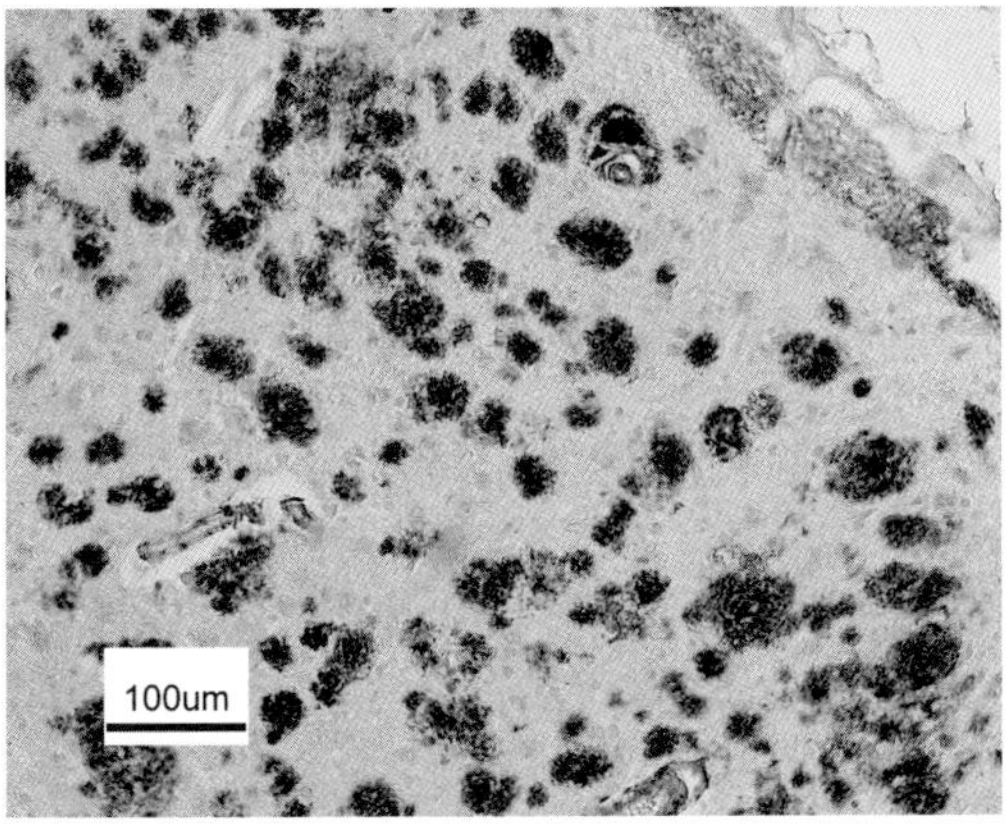

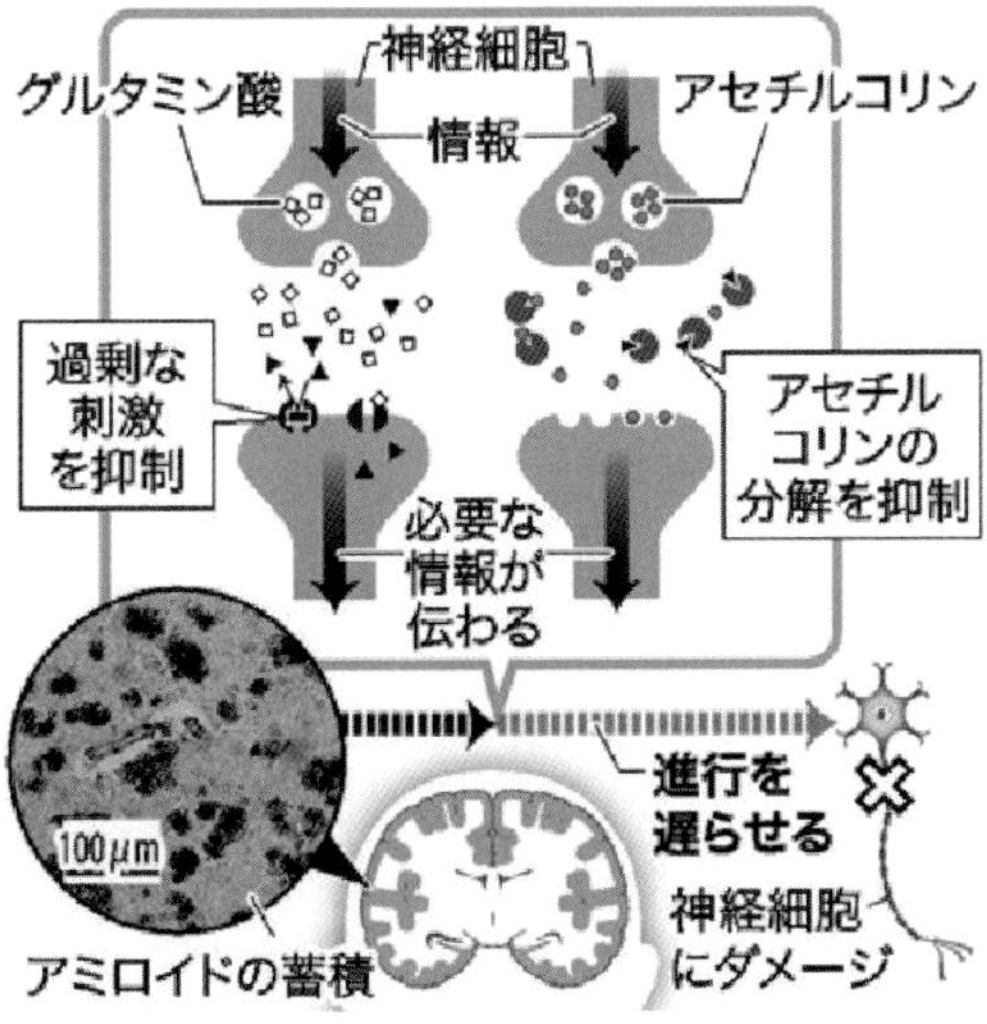

て、アルツハイマー型認知症の患者さんのｉＰＳ細胞から神経細胞をつくり、細胞レベルでの病気の解析や有効な薬を効率的に見つける試みも行われています。一方、神経細胞の移植については、認知症を起こす原因を取り除かなければ、移植した細胞にも同じ病気が起こってしまう可能性が考えられています。

アルツハイマー型認知症の原因究明と治療法開発は、がん克服と同様に医学の大きなテーマであり、成果が待たれるところです。

第三章

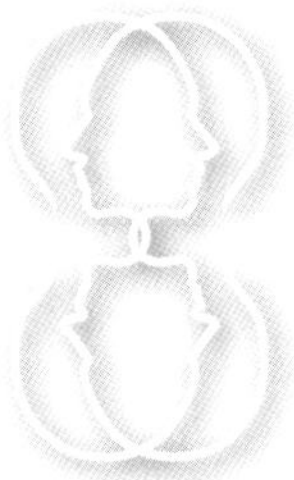

脳卒中

脳血管障害とは　出血性と閉塞性に分類

《脳神経外科学講座　准教授　小久保安昭》

脳血管障害とは読んで字のごとく脳の血管の病気のことですが、いわゆる脳卒中の原因となる病気といった方が分かりやすいと思います。この脳血管障害は大きく二つに分類され、脳の血管が破綻して起こる「脳出血」や「くも膜下出血」に代表される出血性と、血管が詰まることによって起こる「脳梗塞」に代表される閉塞（へいそく）性に分かれます。

以前は脳出血の割合が非常に大きかったですが、現在は約4分の3が脳梗塞です。また、わが国の死因の中でがん、心疾患、肺炎に次いで第4位（約12万人）であり、肺炎の原因には脳血管障害の後遺症も多く含まれており、まだまだ克服されていない病気です。現在、患者数は３００万人以上といわれていますが、高齢化に伴い今後さらに増加すると見込まれています。

さらに、一命は取り留めたものの、その後遺症で要介護者となってしまう患者も多く、現在約５００万人いる要介護者のうち約4分の1は脳血管障害が原因です。

この脳血管障害は高血圧症、糖尿病、脂質異常症、喫煙、飲酒など、いわゆる危険因子といわれるものが影響しており、その代表的なものが高血圧症です。わが国の高血圧症患者は現在８００万人以上とされています。日本人は諸外国と比較しても高血圧症患者が多く、脳卒中になりやすいといわれています。

われわれは山形県の脳卒中撲滅のため１９９７年より山形県対脳卒中治療研究会（会長・嘉山孝正山形大学脳神経外科教授）を立ち上げ、本県の脳卒中患者を登録していますが、それによると脳卒中患者の約60％は高血圧症でした。このような危険因子はいわゆる生活習慣の改善で予防可能なものです。従って、まずは危険因子のコントロールをして脳卒中を未然に防ぐことがもっとも大切です。

もし、脳卒中になってしまった場合はできるだけ早く対応できる医療機関にかかる必要があります。最近では、日本脳卒中協会も設立され、テレビコマーシャルでも脳卒中の症状や予防に関することが放送され、徐々に国民の認知度も高まりつつありますが、まだまだ十分ではないのが現状です。

例えば本県における脳梗塞患者のうち、血栓溶解などのより効果的な治療が行える3時間以内に受診している患者の割合は30％にも達していません。脳卒中の症状としてよく五つの症状が挙げられます。（1）片方の手足・顔半分のまひ・しびれが起こる（2）ろれつが回らない、言葉が出ない、他人の言うことが理解できない（3）力はあるのに立てない、歩けない、フラフラする（4）片方の目が見えない、物が二つに見える、視野の半分が欠ける（5）経験したことのない激しい頭痛がする―の五つです。

脳血管障害はまずは知ること、そして予防すること、もし発症が疑われたら直ちに医療機関を受診することが大切です。

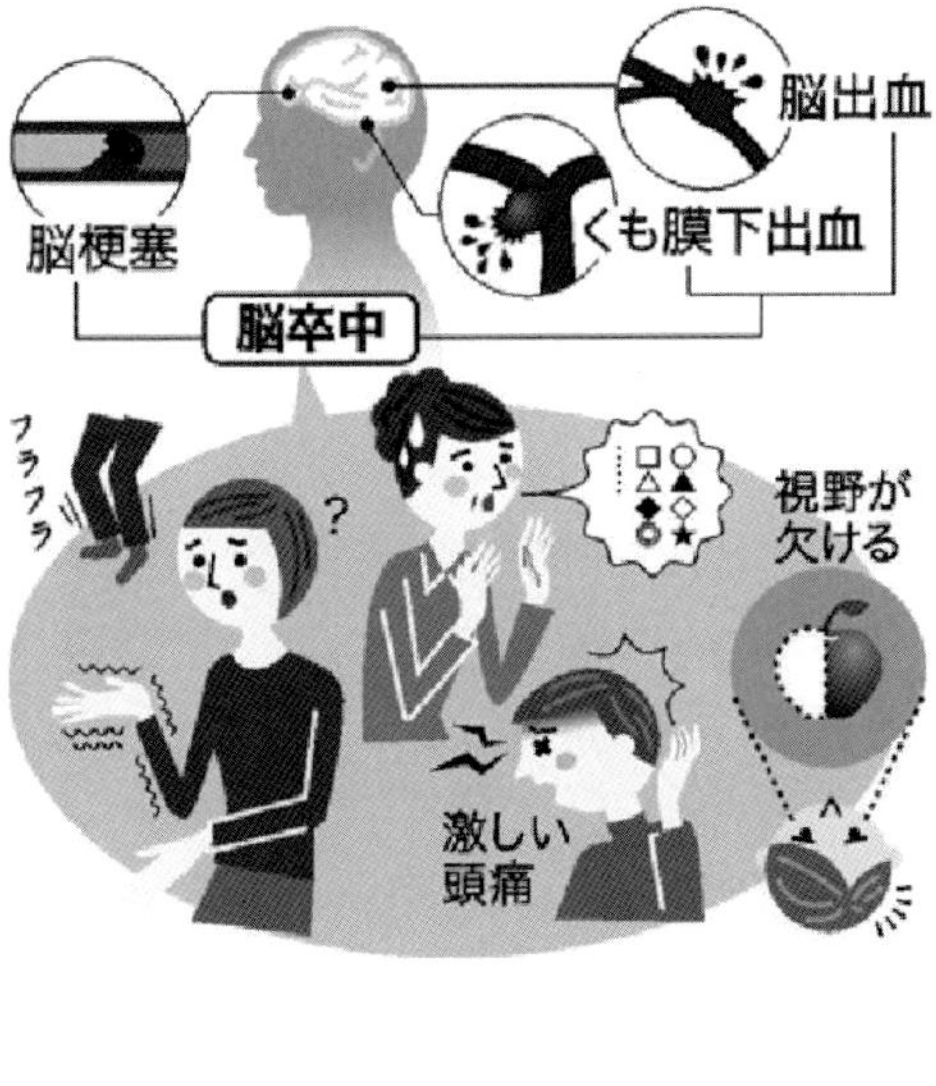

脳血管障害の危険因子　生活習慣を変え「管理」

《内科学第三講座　准教授　川並　透》

「やめなさい」と言われても、なかなかやめられないことがあります。76歳になるAさんが、やめられないのはタバコです。奥さんは健康に悪いから禁煙するように言っているのですが、「病気になったわけじゃないし」と1日10本くらい喫煙しています。先月、Aさんは右手が急に麻痺（まひ）して救急入院しました。脳梗塞の診断です。幸いにも後遺症は軽く、1カ月で退院できました。Aさんの家族は、みんな脳梗塞の再発を防ぎたいと思っています。主治医の先生は、再発予防には危険因子の管理が必要と説明してくれました。

血圧が高くて、怒りっぽいおじいさんは脳血管障害になりやすいような気がします。本当でしょうか。たくさんの患者さんに協力してもらい脳血管障害になった人たちの習慣や持病を調べてみました。病気になりやすい条件を病気の危険因子と呼び、危険因子を発見する調査法を疫学と言います。山形県下では、県対脳卒中治療研究会（全県）、げんき健診（高畠町）、舟形町健診などの疫学調査が行われ、脳血管障害になりやすい条件は高血圧症や糖尿病でした。

疫学調査は世界中で行われ結論は一致します。脳血管障害の危険因子は高血圧症、糖尿病、喫煙、大量飲酒などです。血液検査でコレステロールや中性脂肪が高く出る脂質異常症や心電図検査で分かる心房細動も重大な危険因子です。

危険因子を「管理する」というと大変なことのように感じますが、血圧が高ければ降圧薬を飲み適正血圧にすること、糖尿病なら食事、運動と薬で治療することです。病気になってから治療を受けるのではなく、病気にならないために高血圧症、糖尿病、心房細動などがないかどうか定期健診を受けておきましょう。もし、血圧が高いとか高血糖と診断されたら病気にならないために治療（危険因子の管理）に取り組みましょう。

病院での治療だけでなく生活習慣を変えることも危険因子の管理の助けになります。禁煙は必ず健康維持に役立ちます。最初に紹介したAさんは、退院後禁煙を続けています。毎日、奥さまと近くの白鳥公園に散歩に行きます。白鳥を夫婦で眺めながら、「再発予防のために吸わん」と誓っているそうです。

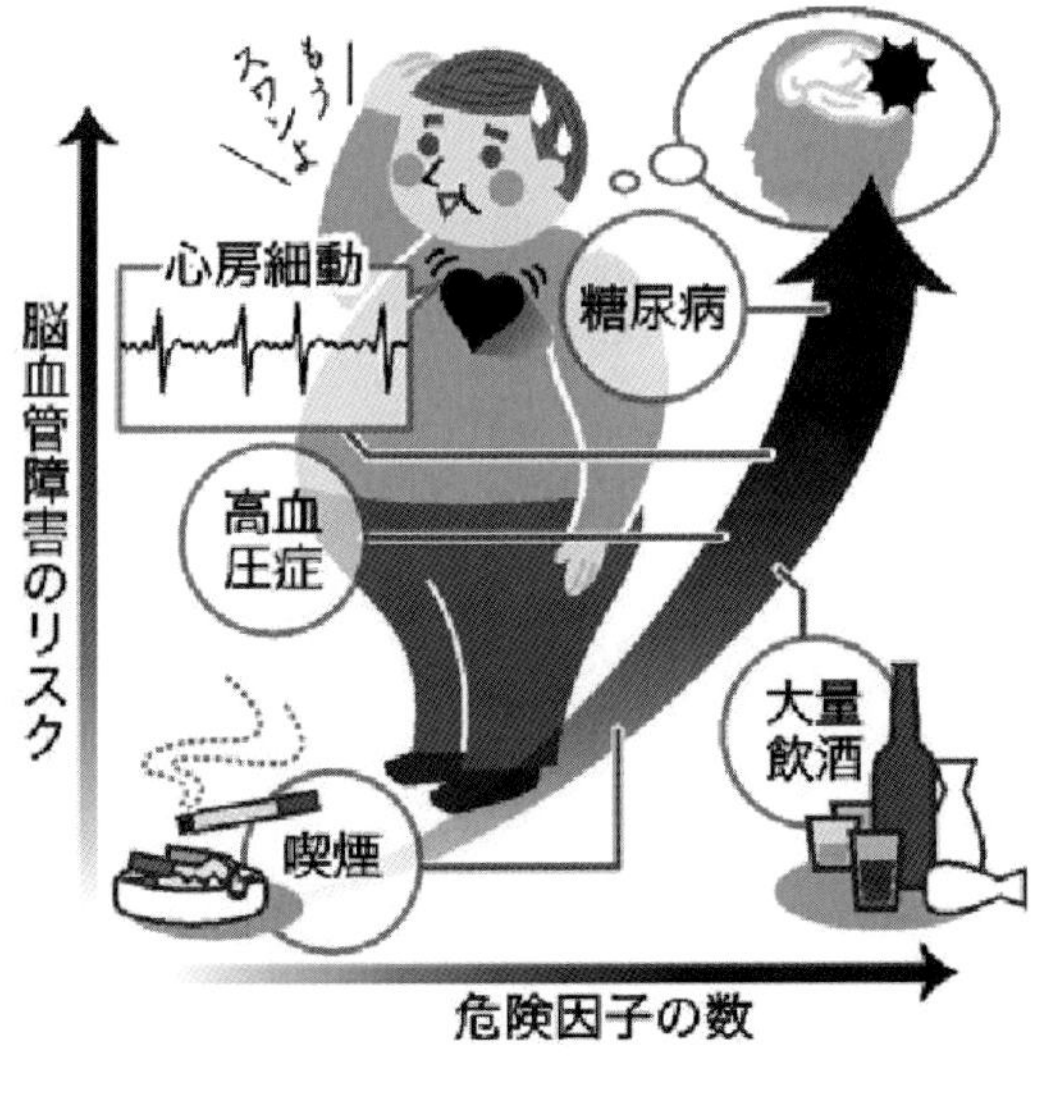

脳梗塞について　血管詰まり麻痺など発症

《内科学第三講座　助教（現　山形県立中央病院）　黒川克朗》

脳梗塞について説明したいと思います。脳梗塞とは、脳出血のように血管は破れたりしませんが、血管の中が詰まってしまい、血液が流れず、酸素や栄養が行かなくなり、脳組織が死んでしまう状態（脳虚血）を言います。脳組織が死んでしまうと脳機能が障害され、麻痺（まひ）や感覚障害、めまい、言葉が出ない、などさまざまな症状が生じます。

脳梗塞にはいろいろな分類があります。最初に▽脳虚血による麻痺や感覚障害が24時間以内に消失する一過性脳虚血発作▽症状が24時間以上続く脳梗塞―に分けられます。

次に、脳梗塞の発症機序による分類としては（1）血栓性（2）塞栓（そくせん）性（3）血行力学性―に分類されています。血栓性とは動脈硬化などで血管の壁が厚くなり、次第に血管が細くなり、血流低下が限界を超えた時にその領域に脳梗塞が生じるものです。塞栓性とは、心臓の中や血管から遊離してきた血栓が脳血管に詰まってしまうものです。血行力学性というのはもともと血管が狭いところがあり、急激な血圧の低下などで血流低下が限界を超えてしまうものです。おおよそ、動脈硬化では血栓性、不整脈では塞栓性の機序で脳梗塞が生じると考えて良いでしょう。

脳梗塞の検査ですが、頭の検査としてＭＲＩ、ＣＴの二つがあります。発症したばかりの脳梗塞を見つけるにはＭＲＩの方が優れています。逆に脳出血を見つけるにはＣＴの方が優れています。

脳梗塞の治療としては（1）血栓溶解療法（2）抗血小板療法（3）抗凝固療法（4）脳保護薬―があります。（1）は脳梗塞を発症して3時間以内に点滴を始めれば詰まった血栓を溶解し脳血流の回復が期待できる薬です。（2）は血栓は溶かしませんが、さらなる血栓の形成を抑え、これ以上血管が詰まるのを予防する薬です。（3）は不整脈がある心臓の中に血液の塊ができるのを予防し、塞栓症の再発を防止する薬です。（4）は脳虚血による脳細胞の障害の原因と考えられるフリーラジカルという物質を消去する薬です。また、リハビリも大事な治療の一つです。

今回ぜひ覚えていてほしいことは、冒頭で述べた一過性脳虚血発作は、本格的な脳梗塞の前触れである、ということです。2日以内に10％、1カ月以内に20％、1年以内には何と50％が何らかの脳梗塞を発症するとも言われています。麻痺が起きてもすぐに治った、ということであれば、すぐにでも病院を受診し、予防の薬を飲んで、今後起きるかもしれない本格的な脳梗塞を予防しなければいけません。

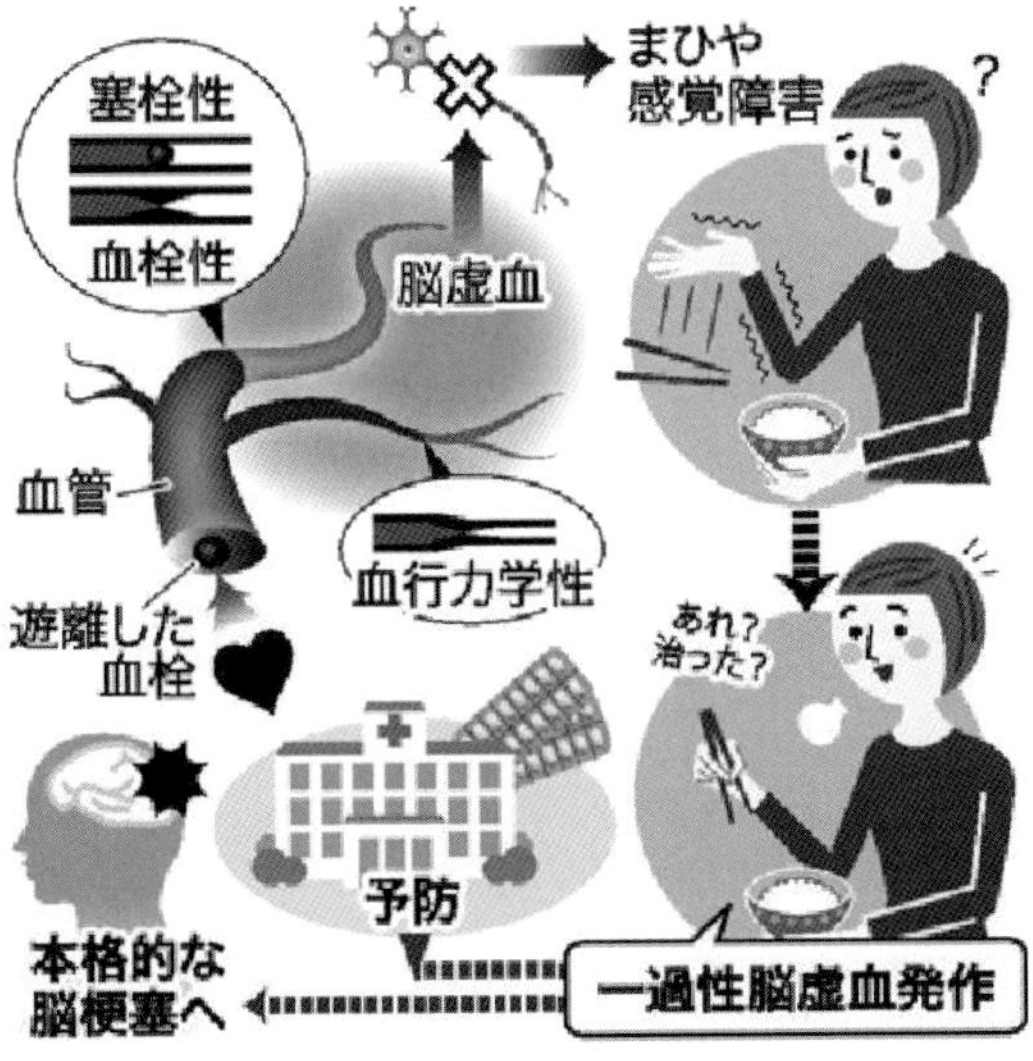

脳出血について　一度発症すると予後不良

《脳神経外科学講座　准教授　小久保安昭》

脳出血は脳卒中の約2割程度を占め、患者数こそ脳梗塞と比べ少ないですが、死亡率や予後不良例の割合が高く、いまだ克服されていない病気です。日本は昔から脳出血が多い国といわれ、1970年くらいまでは脳卒中の約7割を占めていました。その後、高血圧が発症に大きく関与し、脳出血＝高血圧性脳出血といわれるくらい認知されるようになり、高血圧の治療や、血圧を上昇させる塩分摂取の制限など発症予防の啓発のおかげで発症率は減少してきました。

脳出血は脳の血管が破綻して出血する病気ですが、その原因は高血圧性が代表的なもので約8割を占め、脳の細い血管（穿通枝＝せんつうし）の変性による破綻が原因です。そのほかには若年者の代表的な原因である脳動静脈奇形などもあります。また、特に高齢者で多くみられる脳の血管にアミロイドといわれるタンパクが沈着し、これによって血管が脆弱（ぜいじゃく）になって破綻する大脳皮質下出血もあります。近年では、脳梗塞の治療のために内服している抗血小板薬あるいは抗凝固薬といった、いわゆる血液をサラサラにする薬を飲んでいることが原因と考えられるものもあります。

治療は出血の大きさや原因によって異なりますが、代表的な高血圧性脳出血に対しては、血腫が大きく、意識状態も悪いときは命に関わることも多いことから、救命のため頭蓋骨を大きく開けて手術を行う開頭血腫除去を行います。一方、ある程度の血腫の大きさがあって麻痺（まひ）などの症状はあるものの意識状態はそれほど悪くないときは、早期離床あるいは二次的な脳へのダメージを防ぐ目的で、CT画像で目標を決め、頭蓋骨に小さな穴を開けて針を刺して行う定位的血腫除去を行います。最近ではより高い安全性と血腫除去率を得るために血腫を直視できる神経内視鏡を用いた血腫除去も行われつつあります。一方で、軽症のものは降圧薬や止血薬投与などの内科的治療が行われます。

いずれにしても、一度発症すれば予後は不良であり、後遺症なく退院できる患者は30％未満です。従って、発症予防が大切です。最も多い高血圧性脳出血の予防は、文字通り高血圧の治療が重要ですが、もう一つ大きな要因として飲酒があります。1日当たりのアルコール摂取量に比例して、脳出血の発症率が高くなることはよく知られています。また、季節変動もあり寒い季節、特に1、2月に発症が多くなっています。これは寒さのため血圧が上がりやすく、さらに暖かい部屋から寒い屋外へ出るなど寒暖差がある状況に遭遇し、血圧が変動しやすいためです。特に冬場は屋外に出るときは防寒を十分することも大切です。

症状は発症する部位によって顔手足の麻痺や言葉がうまくしゃべれないなどさまざまですが、脳梗塞と比べ頭痛、悪心、嘔吐（おうと）がみられることが多く、重症の場合

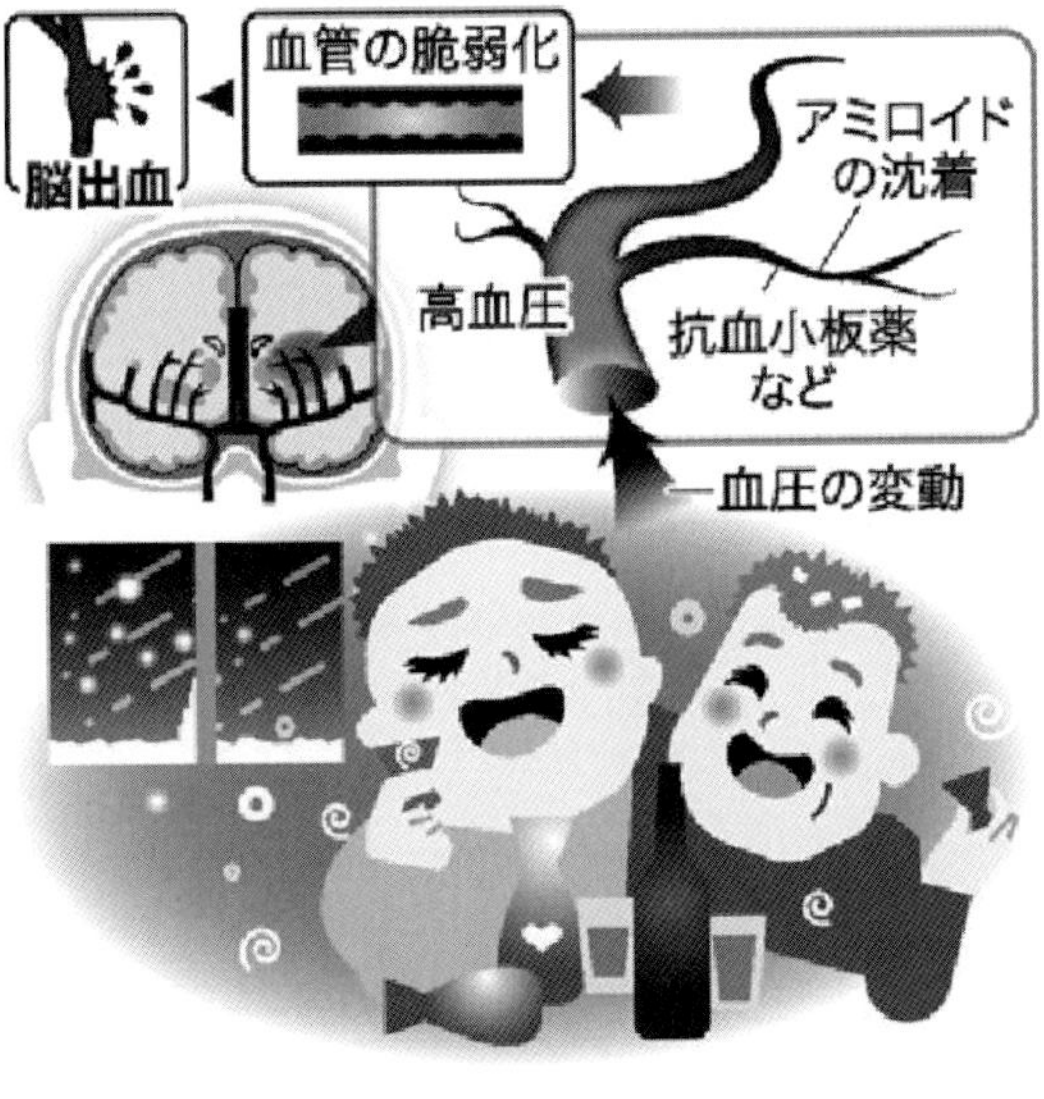

は意識障害を伴います。また、発症早期は軽くみえても、その後に意識状態が悪化することもあります。発見が遅れたために致命的になる場合もありますので、おかしいと感じたらすぐに医療機関を受診しましょう。

脳を知る～脳卒中

脳血管障害に関する最近の話題　抗凝固薬、安全性高まる

《内科学第三講座　講師　和田　学》

脳梗塞の治療は、血栓（血の塊）をできにくくする、あるいは血栓を溶かすといった薬物療法が中心ですが、ここ10年間でいくつかの新しい治療薬が登場しました。脳梗塞再発を防ぐ治療は（1）抗血小板療法（血管壁に小さな血栓ができにくくする治療）（2）抗凝固療法（心臓や静脈内に血栓ができないようにする治療）に分けられますが、今回は（2）で新たに登場したお薬を紹介します。

脳梗塞は、心臓に血栓ができて突然発症する「心原性脳塞栓（そくせん）症」が全体の4分の1程度を占め、「心房細動」という不整脈がその原因とされています。高齢化が進むわが国では、２０４０年に心房細動の患者数が１００万人を突破するとの予想もあります。高齢化を背景に、心房細動が原因となり心原性脳塞栓症が増加しているわけです。

心原性脳塞栓症は重い後遺障害を来すため、その再発予防には、ワルファリンという薬剤が有効とされてきました。前世紀末から、ワルファリンによる再発防止が大きな課題とされてきましたが、現在までその普及は十分といえるものではありませんでした。その原因として（1）薬の効き目に個人差がある（2）副作用や効果を採血により定期的に調べる必要がある（3）納豆、青汁、クロレラなどの食物の制限がある─などが挙げられています。そのため、他のタイプの脳梗塞治療薬のように、薬の量が一定で安定した効果を示

す薬の登場が期待されていました。

このような状況のなか、ここ2年間でワルファリンの問題点を解決した新しい薬剤が登場し、ワルファリンに代わり使用されるようになってきました。日本では２０１１年にダビガドラン、12年にリバーロキサバンという薬が発売され、今後も複数の薬剤の発売が予定されています。

いずれの薬も脳卒中の再発を抑える効果はワルファリンに劣らず、その安全性については出血などの重大な副作用が少ないことが特徴とされています。また、いずれの薬も食物の制限がなく、ワルファリンのように採血による効果および副作用の確認が不要であり、入院施設を持たない診療所でも投与が十分に可能であることも利点とされています。その一方で、腎機能あるいは肝機能低下のある方においては出血などの合併症が問題になることから、これらの薬は、個々人の状態に合わせた使い分けが必要になってきます。今後、より多くの患者さまに適切な治療が行われることで、心原性脳塞栓症が減少することが期待されています。

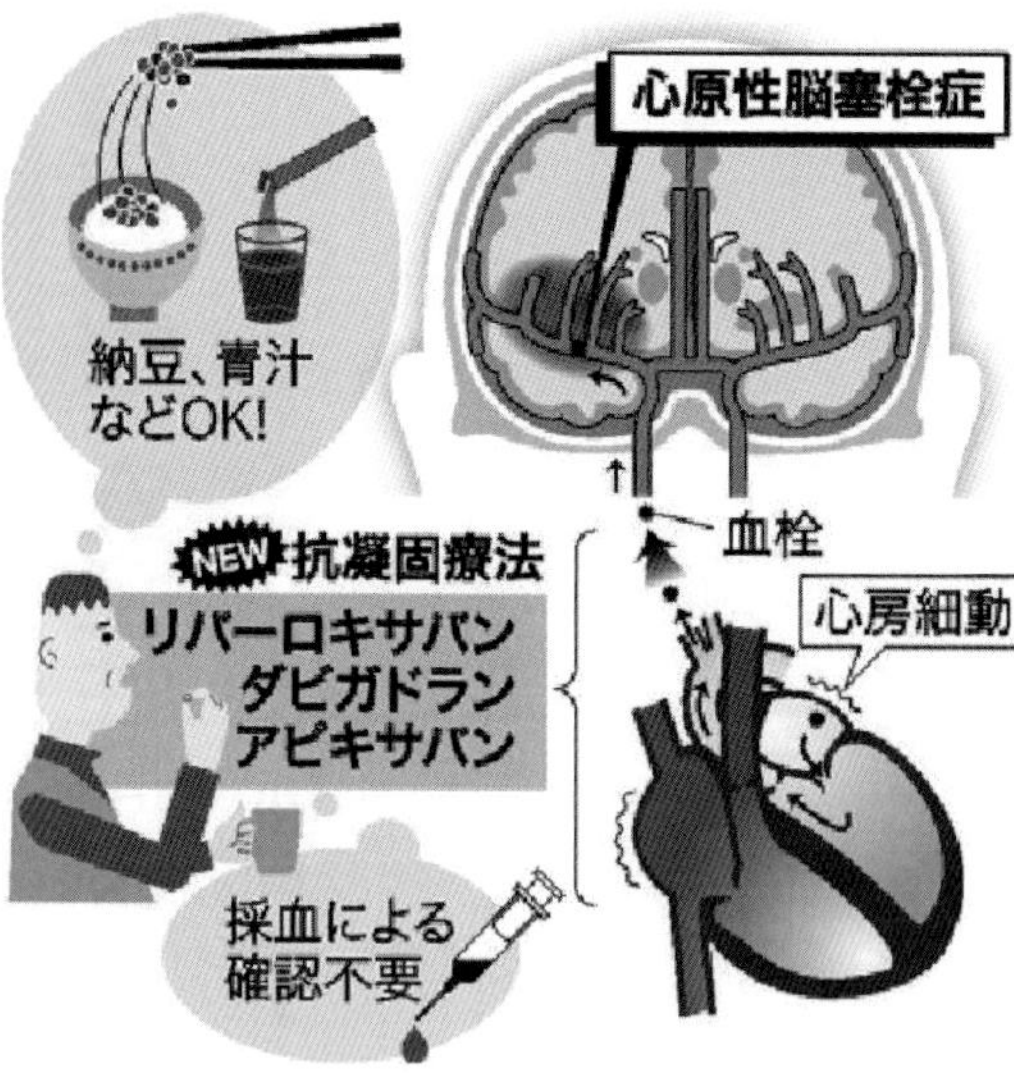

第四章

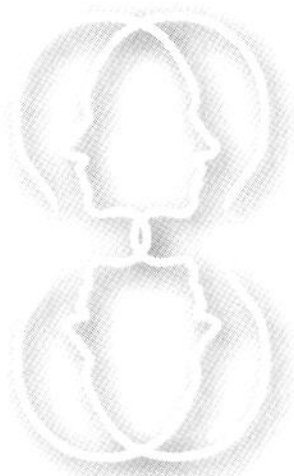

脳腫瘍

脳腫瘍とは　発症まれ、種類は100以上

《脳神経外科学講座　准教授　櫻田　香》

脳腫瘍とは、頭蓋（頭の骨）の中にできる「できもの」の総称です。全国脳腫瘍統計では、日本全国で1年間に約5千人の脳腫瘍の患者さんが登録されています。県対脳卒中治療研究会では、県内だけで1年間に約4千人の脳卒中患者さんが登録されています。同じ脳の病気でも、脳卒中に比べて脳腫瘍はとても少ないことが分かります。

脳腫瘍には100種類以上のものがありますが、基本的には脳そのものから出るものはあまりタチが良くなく、脳や脳神経を包んでいる膜や下垂体（ホルモン調節を行う部分）から出たものはタチが良いと言えます。また、脳腫瘍はとてもまれな病気ですが、白血病を除いた小児の腫瘍では最も頻度が高いのです。

脳が他の臓器と大きく異なる点は、（1）頭蓋骨に囲まれていること（2）機能局在があること（3）血液脳関門（薬、毒が脳にしみ込みにくい）─が挙げられます。頭蓋骨に囲まれていることは、お豆腐のように柔らかい脳を守るためにとても重要ですが、脳腫瘍が大きくなったり出血したりすると頭蓋骨の中で脳が圧迫されてしまう、血が通わなくなるという深刻な事態が生じます。このため、たとえ良性の腫瘍であっても大きさによっては命を脅かすことがあります。

2番目の機能局在は、脳が部分ごとに役割分担をしていること、ネットワークにより複雑な機能（高次脳

機能）を行っているというものです。このため、腫瘍の場所や大きさがわずか数ミリ違っただけで、症状が全く違うということがあります。現在はＣＴ、ＭＲＩなどの画像診断の進歩により脳の解剖や機能がかなり詳細に分かるようになってきました。

３番目の血液脳関門とは、血液中の毒が脳にしみ込まないようにするバリアーがあるということです。これは脳を守るためにとても重要ですが、脳腫瘍に薬が届きにくく、効きにくいということが問題となります。

最後に一番大事な点、私もしくは家族、知人にどんな異常があったら脳腫瘍を疑わなくてはいけないでしょうか?明らかに手足が動かない、言葉がしゃべれない、まひがおきたなどは脳の病気が真っ先に心配になると思いますが、症状がゆっくり進むと症状が自覚されなかったり、なんとなくおかしいな、でも年のせい？気のせい?などと思ってしまい、受診、診断までに時間がかかることがあります。

例えば、脳腫瘍で徐々に視野が狭くなった場合、病状が進行し車をぶつけてやっと見つかったり、腫瘍で耳が聞こえにくくなった場合、反対の耳が聞こえるので病院には行っていないという方もいます。また、うつ、ひきこもり、認知症かと思っていたら、脳腫瘍だったということもあります。小さなお子さんのように自分で症状を伝えられない場合には、歩くのが下手になった、熱もなく感染している様子もないのに嘔吐（おうと）が続く、元気がないというようなことが脳腫瘍で生じていることもあります。

幸い日本は人口当たりのＣＴ、ＭＲＩ台数が世界一です。異常を感じたら、不安を感じたら、早めに病院に来てください。

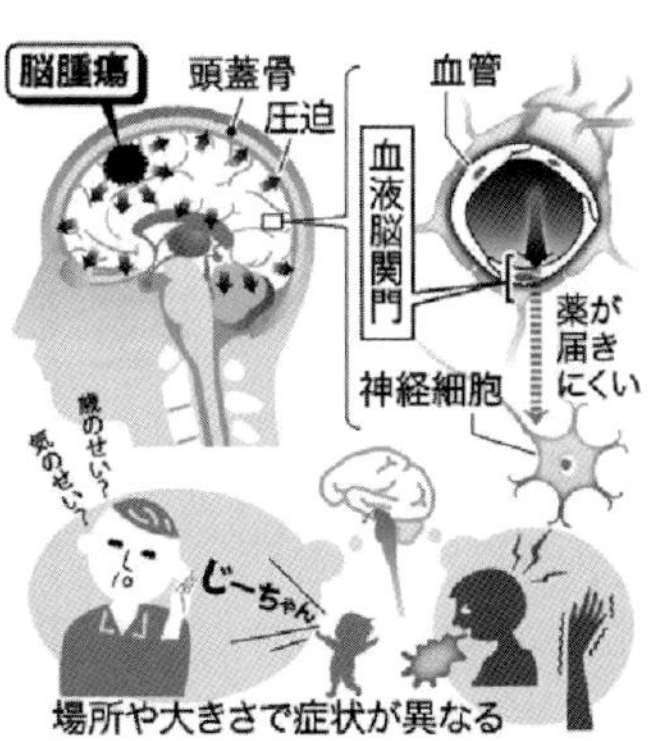

脳腫瘍の治療　手術、放射線、薬物が三本柱

《脳神経外科学講座　准教授　櫻田　香》

腫瘍の治療には、手術、放射線治療、薬物療法の三本柱があります。脳腫瘍の種類によって、これらの治療を選択、組み合わせて治療します。脳腫瘍の種類はとても多いのですが、頻度の高いものとして、髄膜種、神経膠腫（こうしゅ）、下垂体腺腫、神経鞘腫（しょうしゅ）などがあります。

髄膜種や神経鞘腫は、放射線や薬物療法はあまり効果が得られないため手術で安全にできるだけ取り除くことが最善の治療になります。大きさや場所によっては放射線療法を優先することもあります。下垂体というホルモン調節を行う部分に発生する下垂体腺腫は、産生するホルモンによって薬物治療がよく効くものもあるため、内分泌科の先生に治療をしていただく場合もあります。

神経膠腫にはグレードといわれる悪性度の分類があります。悪性度の低いものでは手術だけで治療を行うこともありますが、通常は手術、放射線治療、化学療法を組み合わせて治療します。悪性リンパ腫は、放射線治療、化学療法が効きやすいという特徴があります。

転移性脳腫瘍は、脳以外の臓器の腫瘍が脳に転移するものです。腫瘍の大きさ、場所、数によって治療方法が変わります。脳だけの病気ではありませんので、もとの病気の主治医、放射線治療科、脳神経外科がチームになって治療を考える必要があります。山形大学医学部付属病院では、キャンサートリートメントボー

ドという会議をひらいて、情報共有、チームでの検討、治療方針決定を行っています。

次に、具体的な治療法についてです。手術は、脳への障害を最小限に抑え、できるだけ多く、できれば全部取り除くことが大事です。手術を安全に行うため、解剖学的情報（形や場所）と機能情報をできるだけ詳細に調べることが重要です。近年は、手術前に運動神経の存在部位を知ることができる（トラクトグラフィー）、また機能ＭＲＩによって、言語機能を担う脳の部分がどの辺りにあるのかを知ることもできます。またナビゲーションシステムといって、実際に手術顕微鏡で見えている部分がＭＲＩのどの部分なのかを示し、手術の安全性、確実性を向上させる技術もあります。

放射線治療は、脳腫瘍の治療にとっても重要な不可欠な治療手段です。手術に放射線治療を組み合わせることで、さまざまな腫瘍の治療成績が良くなることが知られていますし、手術が難しい部分に放射線治療を行うこともあります。治療効果と副作用軽減のバランスをとることがとても重要で、過去の研究、経験から1日1回少量ずつ20～30回放射線を当てる方法が一般的ですが、定位放射線照射といって、1回から数回大きな線量で治療するという方法が近年開発され普及してきています。中性子、重粒子など、放射線の種類の異なる治療もありますが、エックス線に比べて破壊力が大きくなる分、正常脳への障害の危険も高まる

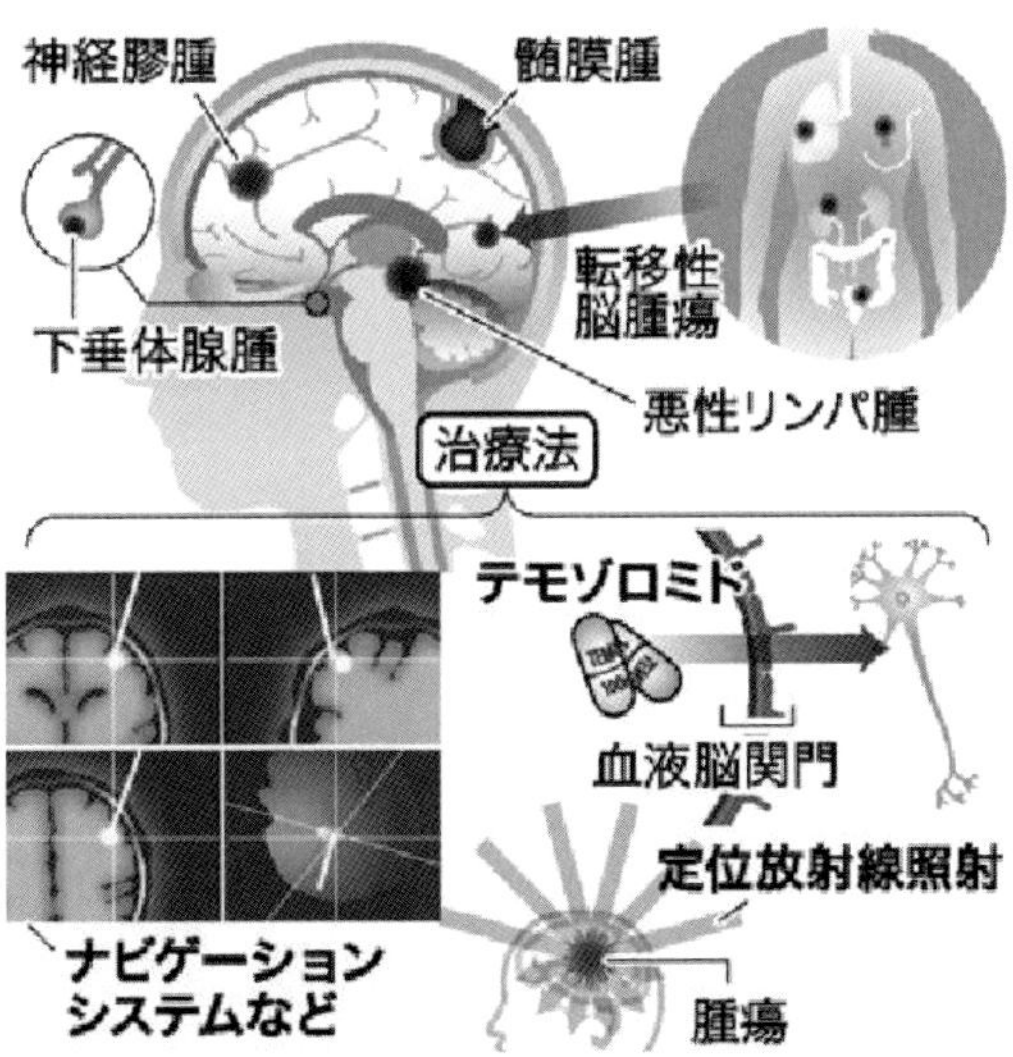

ため、治療できる範囲、部位に制限があります。

最後に化学療法です。血液脳関門という脳を守るバリアーが問題となります。このため、脳腫瘍では薬の大きさ（分子量）を小さくして関門をすり抜ける、一度に高濃度の薬を投与する、というような工夫がされています。日本では、２００６年にテモゾロミドという脳に届きやすい新しい薬が承認され現在多くの患者さんに使用されています。

以上のような治療法に加え、現在も新たな治療法の研究、開発が行われています。次回は、脳腫瘍治療に関する最近の話題についてお話しします。

脳腫瘍に関する最近の話題（上）　ＭＲＩでより安全に手術

《脳神経外科学講座　准教授　櫻田　香》

脳腫瘍に関する最近の話題について紹介します。まず、検査方法の進歩です。１９７５（昭和50）年に日本に始めてＣＴが導入され、80年代に入りＭＲＩが使えるようになりました。ＣＴ、ＭＲＩが無かったころには「手術で頭の骨を外したが腫瘍が見つからなかった」というようなこともあったそうです。ＣＴ、ＭＲＩ導入からわずか20～30年ほどで、形、大きさを見ることから、脳機能までを見ることができるようになってきています。機能ＭＲＩという検査では、運動や言語機能を担当している神経の存在部位を知ることができたり、トラクトグラフィーという別のＭＲＩ検査では、神経線維の走行を画像化することができます。

山形大学付属病院には２００８年に国内３台目（東北では唯一）の高磁場術中ＭＲＩシステムが導入され、手術の途中にＭＲＩ検査を行いより的確で安全な手術が可能となっています。また、がんの診断に有用とされるブドウ糖ＰＥＴ検査は、脳腫瘍の検出力が低いという弱点がありましたが、当院では２０１２年末からアミノ酸ＰＥＴを行えるようになり、脳腫瘍の診断に威力を発揮しています。アミノ酸ＰＥＴはとても特殊な検査で、国内で数カ所の施設でしか検査が受けられません。

次に放射線治療です。放射線治療にはいろいろな種類があります。腫瘍の種類、大きさ、場所などによってそれらをうまく使い分ける必要があります。最新のコンピューター技術により、放射線治療はより綿密に計画を立て、それを実際に行うことが可能となっています。２０１０年には当院で強度変調放射線治療（ＩＭＲＴ）が可能となりました。腫瘍に対しては十分な量の放射線を与え、周囲の正常細胞にほとんど影響を与えずに治療が可能となっています。

最後は、薬についてです。前回ご紹介したテモゾロミドという新しい薬が０６年に使えるようになったのに続き、２０１３年1月からは手術の際に脳内に留置する薬が使えるようになりました。錠剤から少しずつ薬が周囲にしみ出す仕組みです。これは血液脳関門というバリアーを克服するもので、直接高濃度の薬を腫瘍に届けることで効果を高め、副作用を出にくくしたものです。

分子標的薬といわれる薬が脳腫瘍でも少しずつ使えるようになってきています。分子標的薬とは、腫瘍の特徴、弱点に合わせて攻撃点をしぼった薬です。攻撃点の異なる様々な薬が開発され、脳腫瘍以外の腫瘍の治療成績の向上が報告されています。攻撃点によって、副作用が多様なので注意が必要と考えられています。２０１２年末には、腎腫瘍の薬が特殊な脳腫瘍にも効果を示すことが認められ日本でも使用可能になりました。また、山形大学では独自の研究により脳腫瘍の治療薬開発にも取り組んでいます。

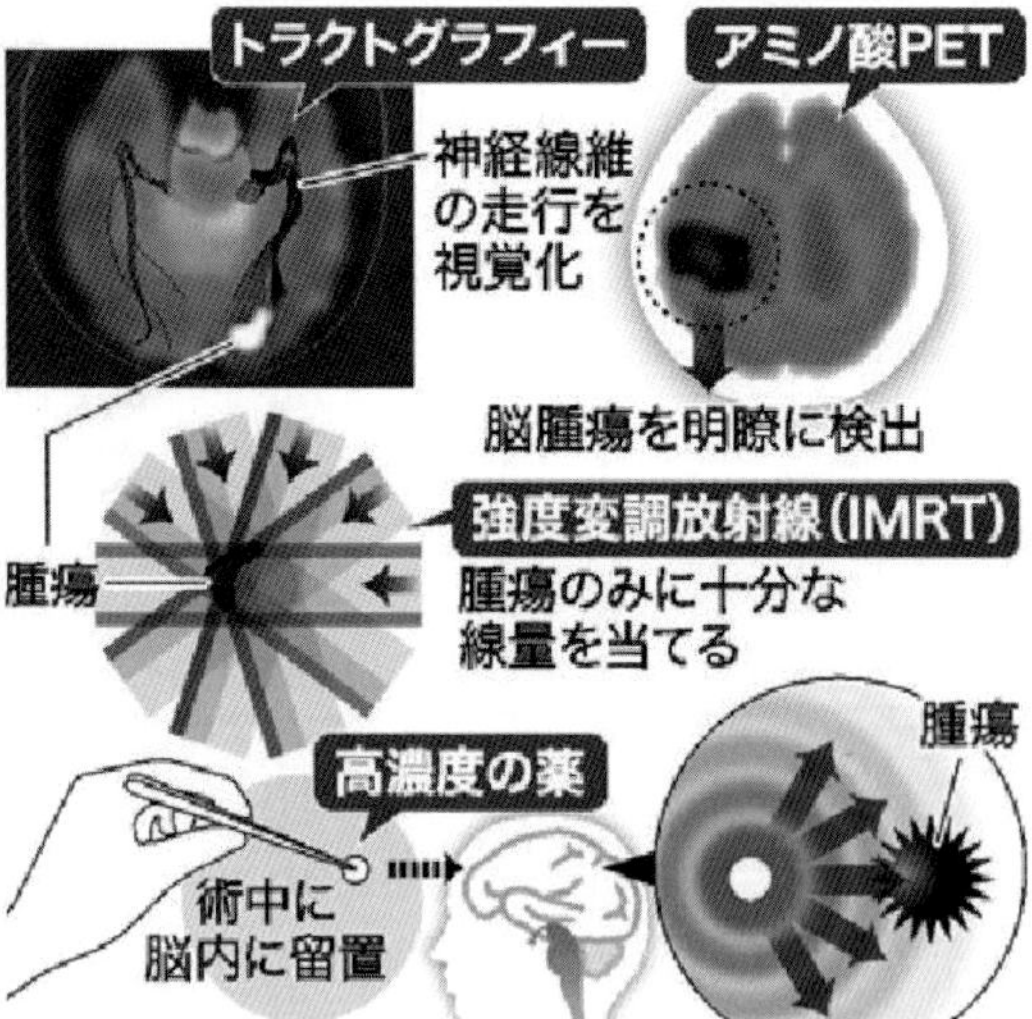

脳腫瘍に関する最近の話題（下） 再発防ぐ方法、見えてきた

《腫瘍分子医科学講座　教授　北中千史》

悪性脳腫瘍、中でもグリオブラストーマと呼ばれる悪性脳腫瘍は、数あるがんの中でも最も治療が難しいことで知られています。グリオブラストーマの難しさは、うまく治療していったん消えたかのように見えてもしばしば再発し、その後の治療が難しくなることにあります。このように再発する理由として、これまでは治療の強さがまだ十分でなく、がん細胞が残ってしまうためと単純に考えられてきました。ところが最近、実は私たちは間違った相手、つまり「影武者がん細胞」と戦っていたためらしいことが分かってきたのです。

どういうことかと言いますと、脳腫瘍の中には1個の細胞からでも、また大きながんの塊を作ることができる不死身（つまり治療抵抗性）の「殿様がん細胞」と、その殿様がん細胞が「分身の術」で新たに生み出すひ弱で（つまり治療に反応しやすく）かつ本物の殿様のように自分一人でがんを作ることのできない影武者、すなわち「影武者がん細胞」がいるということが分かってきました。

当然のことながら、殿様がん細胞は一握りで、がんの大部分を占めるのは影武者がん細胞です。そして私たちはこれまでこの目につきやすい影武者をやっつけることばかりに気をとられてきた結果、がん自体は小さくできても殿様がん細胞をみすみす見逃して再発を許していた（殿様一人生き残れば影武者はまたいくらでも作れます）ということが分かってきたのです。

そこで私たちが今取り組んでいるのが、いかにこの殿様がん細胞を抑え込むか、という研究テーマです。とはいえ、殿様がん細胞は不死身で簡単にはやっつけられません。ムリに攻撃（治療）しようとするとむしろ副作用で正常な組織がやられてしまいます。そこで私たちの取った作戦は、「それなら殿様を影武者に変えてしまえ！」戦法です。殿様がん細胞と、殿様がん細胞から分身の術で生まれる影武者がん細胞は当然のことながら非常によく似ているのですが、ほんのちょっとだけ違います。そこでそのほんのちょっとした違いをまず見つけ出し、さらにその違いをなくすことのできる薬を発見しました。そしてその薬を使って動物実験を行った結果、私たちは生体内で安全に殿様がん細胞を影武者がん細胞に変えて、もはやがんを作れない状態にしてしまうことに成功しました。

現在はまだ動物実験の段階ですが、もし人間を対象に同じことが確認できれば、今後ひょっとするとひょっとして、これまで治癒困難と考えられてきた悪性脳腫瘍を「治る病気」にすることができるかも知れません。殿様がん細胞攻略法を開発してゆけば、悪性脳腫瘍に限らず、これまで難攻不落だった「がんの本丸」の陥落も夢物語ではなくなるでしょう。

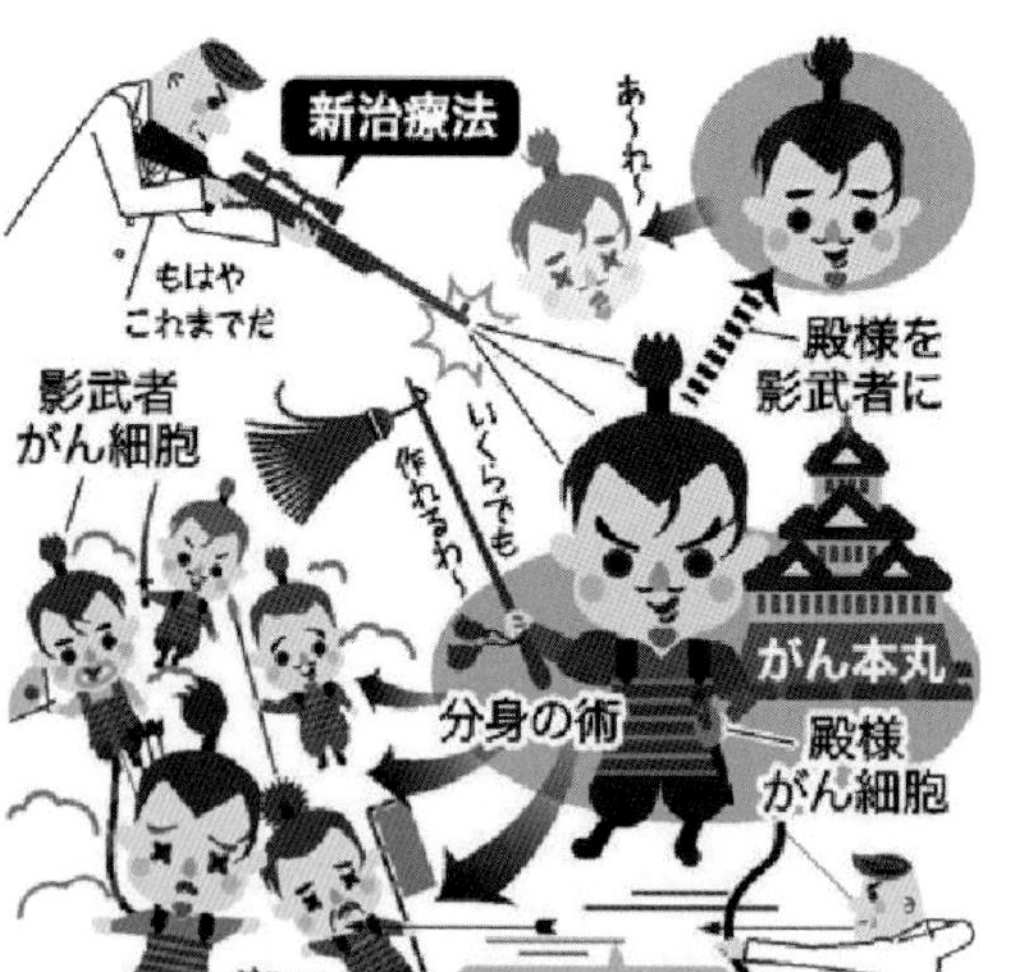

第五章

それ以外の脳の病気

脳挫傷　強い衝撃で組織破壊、出血

《脳神経外科学講座　助教　松田憲一朗》

今回は脳卒中などとは異なり、誰でも遭遇する可能性のある頭部外傷、特に脳挫傷について説明します。

現在、重症頭部外傷の原因の第1位は交通事故となっています。頭部外傷は昔からあったと思いますが、近年の交通機関の発達、スポーツ・レジャーの機会の増加によって程度、頻度ともに増加してきました。最近では交通規制、エアバッグなどの充実により減少傾向にはありますが、高齢者の事故の割合が増えています。また加齢や生活習慣が原因で足腰の機能が衰える「ロコモティブシンドローム」や判断力の低下も受傷の起因となり、交通事故のほか家庭内での転倒、転落による受傷も増えているようです。

頭部外傷には症状や脳損傷が比較的軽度な脳振とうから外傷性頭蓋内出血、脳挫傷といった脳そのものの損傷に至るものまでさまざまな種類があります。その中でも脳挫傷とは頭部への強い衝撃によって脳の組織に破壊、出血、壊死（えし）や浮腫（ふしゅ＝腫れ、むくみ）が生じた状態です。症状は受傷した部位により異なります。さまざまな程度の意識障害と脳機能の障害が起こります。脳損傷の場所によってはまひや感覚障害、あるいは高次脳機能障害（記憶障害、注意力低下など）が起こる場合もあります。

脳挫傷に陥った脳組織は時間経過とともに出血や浮腫が進行することも多く、受傷時よりも数時間から数日後に症状が悪化することもあります。

脳挫傷の治療としては、安静の上、点滴治療や経過観察をすることが多く、手術を行うことは他の外傷性頭蓋内血腫などと比較して少なくなっています。しかし、時間経過に伴い脳浮腫が目立ってきた場合や、神経障害や意識障害などの悪化がみられた場合には手術を行うことがあります。症状や後遺症の程度は、脳挫傷の場所や大きさによりますが、まひや感覚障害が残存する場合や外傷性てんかんといわれるけいれん発作などの症状が出現する場合、あるいは高次脳機能障害が残存する場合もあります。

頭部外傷は偶発的に起こるものですから、予防はなかなか難しいかもしれません。交通ルールを守り、雪道での自転車走行や無理な横断は行わず、ヘルメット、シートベルト、あるいは夜間反射材を身に着けるなどの対策を行いましょう。日頃から適度な運動などで足腰を鍛え、スポーツ・レジャーでも準備運動や安全対策をしっかりして事故を防止しながら楽しみたいものです。

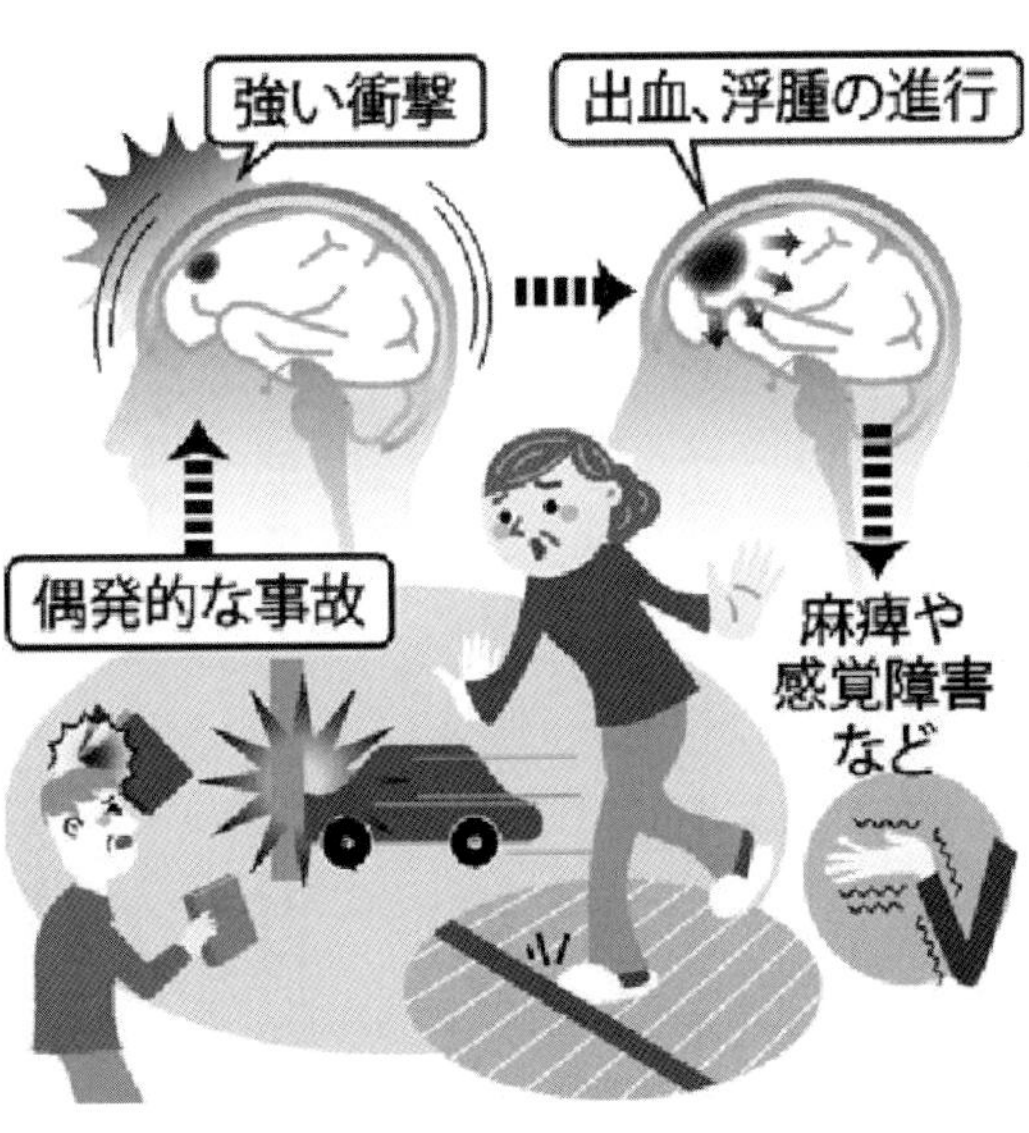

髄膜炎、脳炎　風邪などに似た初期症状

《内科学第三講座　助教　小山信吾》

髄膜とは脳や脊髄を覆っている膜のことで、外側から硬膜、クモ膜、軟膜という三つの膜からできています。髄膜炎とはこれらの膜に炎症が生じている状態です。脳炎は脳実質の炎症のことです。

原因の代表的なものは感染症です。さまざまなウイルス、細菌、結核、真菌（カビ）などの病原体が原因となります。糖尿病、腎臓疾患、悪性腫瘍などを持っている方や、ステロイド剤、免疫抑制剤などの影響で免疫力が落ちている方は特に注意が必要です。他にも膠原病（自己免疫性疾患）や悪性腫瘍の転移が原因となる場合があります。

代表的な症状として、発熱、頭痛、嘔吐（おうと）が挙げられます。普通の光でもまぶしく感じてしまう羞明（しゅうめい）という症状を来すこともあります。診察すると、項部硬直（こうぶこうちょく）といって首が固くなり前に曲げることが難しくなっていることがあります。重症化すると意識障害やけいれんといった症状を来すこともあります。発熱、頭痛、嘔吐といった症状はごくありふれたものですので、特に病初期の場合には風邪や胃腸炎と間違われてしまうこともあります。症状が進んでもこれらの代表的な症状がすべてそろっているとは限りません。特にご高齢の方では頭痛や項部硬直がはっきりしない場合があり、時に診断を難しくさせることがあります。お子さんではミルクを飲まない、不活発など「何となく元気がない」

といったことも重要です。

病気の進行具合は原因によって異なります。一般的にウイルスや細菌の感染症による髄膜炎・脳炎では症状の経過が速く、発症から日に日に症状が重くなっていきます。一方で、結核や真菌による感染症の場合はもう少しゆっくり症状が進んでくる場合が多くなります。

髄膜炎・脳炎の診断において最も重要な検査は髄液検査です。髄液とは脳室とよばれる脳の中の部屋で作られ、脳脊髄と髄膜の間のスペースにある液体のことです。髄液中の炎症細胞やタンパク、糖などの成分を調べることで診断を行います。髄液中に特定の病原体が存在するかを調べることで正確な診断ができるようになります。髄膜に炎症があるかどうかをみたり脳実質内の病変を確認したりするために、脳のＣＴやＭＲＩといった画像検査も大切になります。

治療は、原因に応じた治療ということになります。特定のウイルス（単純ヘルペスウイルスなど）であれば抗ウイルス薬、細菌であれば抗生物質、結核であれば抗結核薬、真菌であれば抗真菌薬という具合です。どんな病気でもそうですが、治療開始が早ければ早いほど、後遺症を残さず治る可能性は高くなります。「いつもの風邪（胃腸炎）とは違う」と感じたら早めの受診を心がけましょう。

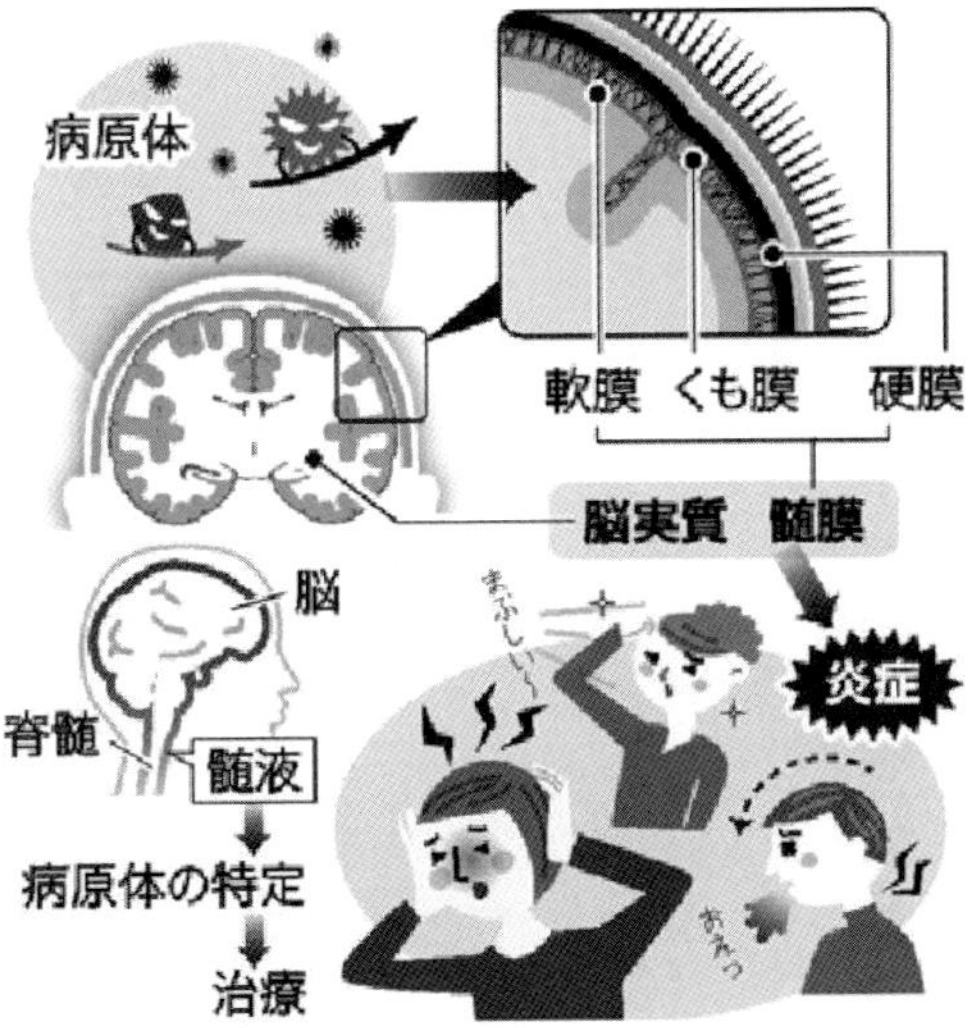

薬物による脳の障害　鎮痛薬常用、頭痛の原因に

《内科学第三講座　医員　高橋賛美》

一般的に使われている薬物でも脳の障害を起こすことがよくあります。今回はいくつかのよく見られる薬物による脳の障害を紹介します。

【鎮痛薬による脳の障害】頭痛を早めに予防したいからと鎮痛薬を飲み過ぎると、かえって頭痛の頻度や持続時間を増やし、慢性的な頭痛を起こす原因となります（薬物乱用性頭痛）。3カ月以上にわたって月に10日以上鎮痛薬を服用している場合は薬の飲み過ぎによる頭痛を疑います。ある特定の鎮痛薬を飲むと、その数時間後に頭痛が引き起こす体質の方もいます（無菌性髄膜炎）。子どもは特に水ぼうそうやインフルエンザになった際、解熱鎮痛薬を飲んで脳浮腫や脳死状態を引き起こすこともあります（ライ症候群）。病院から子ども用に処方された薬を飲ませるようにしましょう。

【アルコールによる脳の障害】百薬の長と言われますが、急性に多飲すると意識障害を来します。慢性的に多飲するとビタミンＢ１が不足し、意識や目の動きが悪くなったり、歩けなくなったりします（ウェルニッケ脳症）。認知症と間違えられることもあり、すぐに治療が必要です。また、大脳や小脳が萎縮して物忘れ、ふらつき、震えを引き起こします。

【胃・十二指腸潰瘍薬によるパーキンソニズム】胃・十二指腸潰瘍薬であるスルピリドは食欲増進、うつ

気分の改善も期待できるもののパーキンソン病のような症状を起こしやすいことが知られています。

【抗生物質による脳の障害】細菌、真菌（カビ）、ウイルスといった微生物による感染症の治療に必須な薬も、それぞれの薬によく知られている副作用があります（アミノ配糖体薬によるめまい・耳鳴り、βラクタム薬によるけいれんなど）。一方でキノロン系抗菌薬のようにけいれんだけでなくぼーっとする、眠気、ふらつきといった多彩な脳の症状を来す薬物もあります。

このほかにもさまざまな薬による症状が知られています。「想定外」の薬剤性の有害事象が起こることは十分にあり得ます。開発や発売段階で予測できなかった重篤な副作用が発売後に出現することがあるからです。さらに、使用開始してからすぐに問題が起こると因果関係を見つけやすいのですが、長い使用期間の後に突然発症する脳の障害では原因が見つけにくいことがあります。

薬が化学物質であるということを考えれば、「薬効」も「副作用・中毒」も薬が本来持っている作用です。薬には常に効果と有害事象というもろ刃の剣の性質があることを忘れてはいけません。

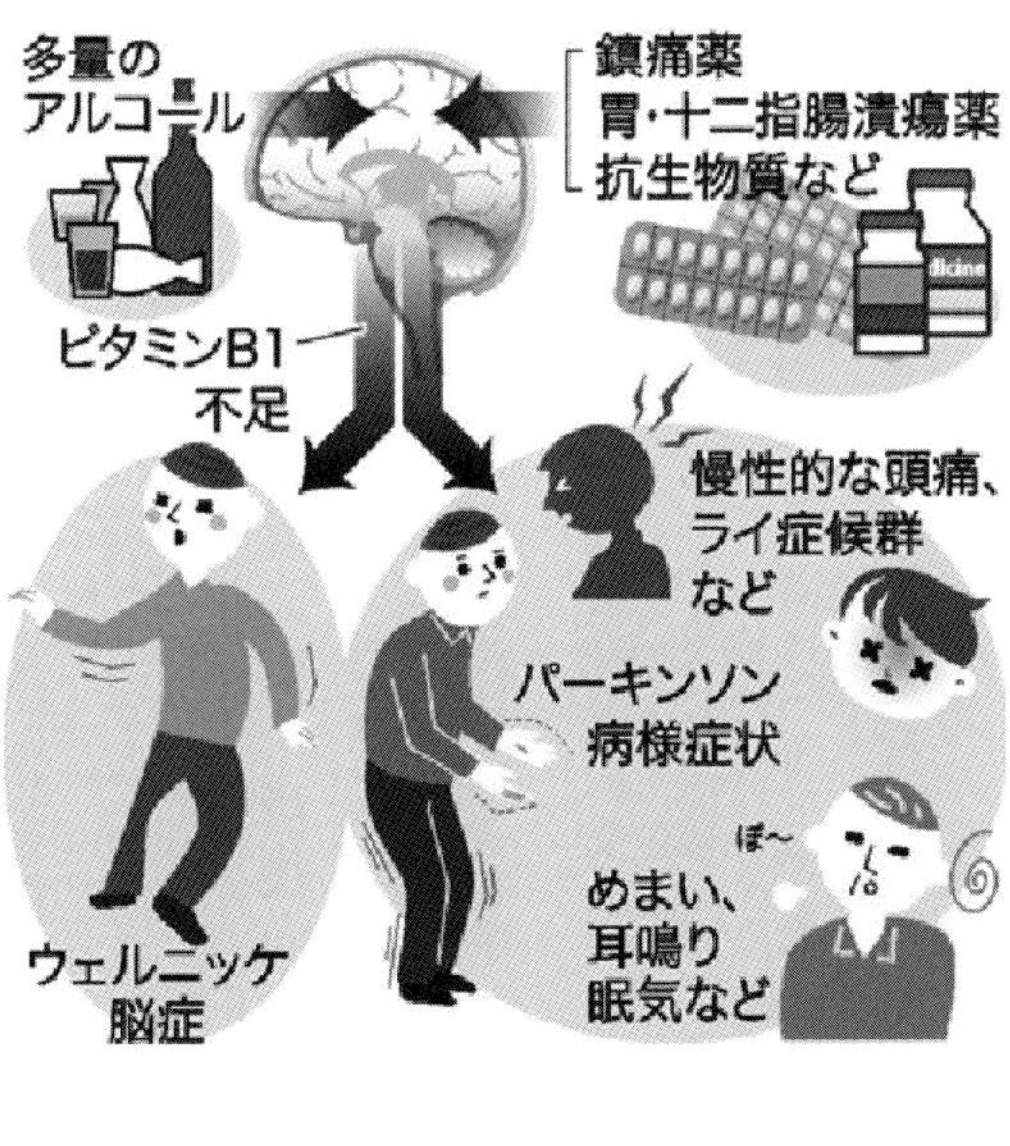

パーキンソン病　ドーパミンが不足し発症

《高次脳機能障害学講座　助教　斎藤尚宏》

パーキンソン病は手足が震えたり、動作が遅くなることで知られる脳の病気です。進行すると、表情が乏しくなり、声も小さくなって、前かがみで小刻みに歩くのが特徴とされます。発症頻度は千人に1～2人程度で、男女差はなく、多くは中年以降に発症しますが、まれに20代の若い人でも発病することがあります。

中脳にある黒質の神経細胞が減少し、ドーパミンが不足するために症状が現れると考えられていますが、どうして神経細胞が減少するのかについては、残念ながらまだ解明されていません。一部患者で遺伝子異常が関与していることが明らかになっていますが、大部分は原因不明です。

患者の脳を顕微鏡でよく見ると、細胞内にレビー小体と呼ばれる物質がたまっています。その構成物であるα－シヌクレインというタンパク質が悪さをするのだろうというところまでは分かってきたのですが、それがどうしてたまるのかはまだ謎です。

現時点で進行を止める方法がなく、国の難病に指定されています。治療は不足しているドーパミンを補うための薬物療法が主体です。こう書くと何だかとても怖い病気のように感じるかもしれませんが、今は新薬や手術療法も開発され、天寿を全うするまで自宅で生活できる方も増えています。

パーキンソン病の四大症状は（1）安静時の振戦（手足や首の震え）（2）筋固縮（ぎこちない動作）（3）

動作緩慢（遅いだけでなく動きが少ない）（4）姿勢反射障害（転びやすい）―とされていますが、実際にはそれ以外にもさまざまな症状が認められます。

例えば（5）自律神経障害（便秘、尿意が近い、発汗の異常、起立時の低血圧）（6）感覚障害（嗅覚の低下、五十肩や腰・背中・下肢の痛み）（7）睡眠障害（不眠や日中の過度の眠気、睡眠時の行動異常）（8）精神症状や認知機能障害（抑うつ、不安、幻覚・妄想、注意力低下、もの忘れなど）―が知られています。このうち四大症状を含めた身体の運動機能の異常を「運動症状」、それ以外を「非運動症状」と呼び、それぞれに対して適切な治療を行います。

パーキンソン病と似た症状が認められる別の病気も数多くあるため、中には正しい診断を受けるまでに数年以上かかることも珍しくありません。頭部のMRIやCT検査を実施するのはもちろんですが、この病気が疑われたら神経内科などの専門医に相談してください。リハビリや環境整備も含めて、家族と共に長く上手に付き合っていく病気だと考えることが大切です。

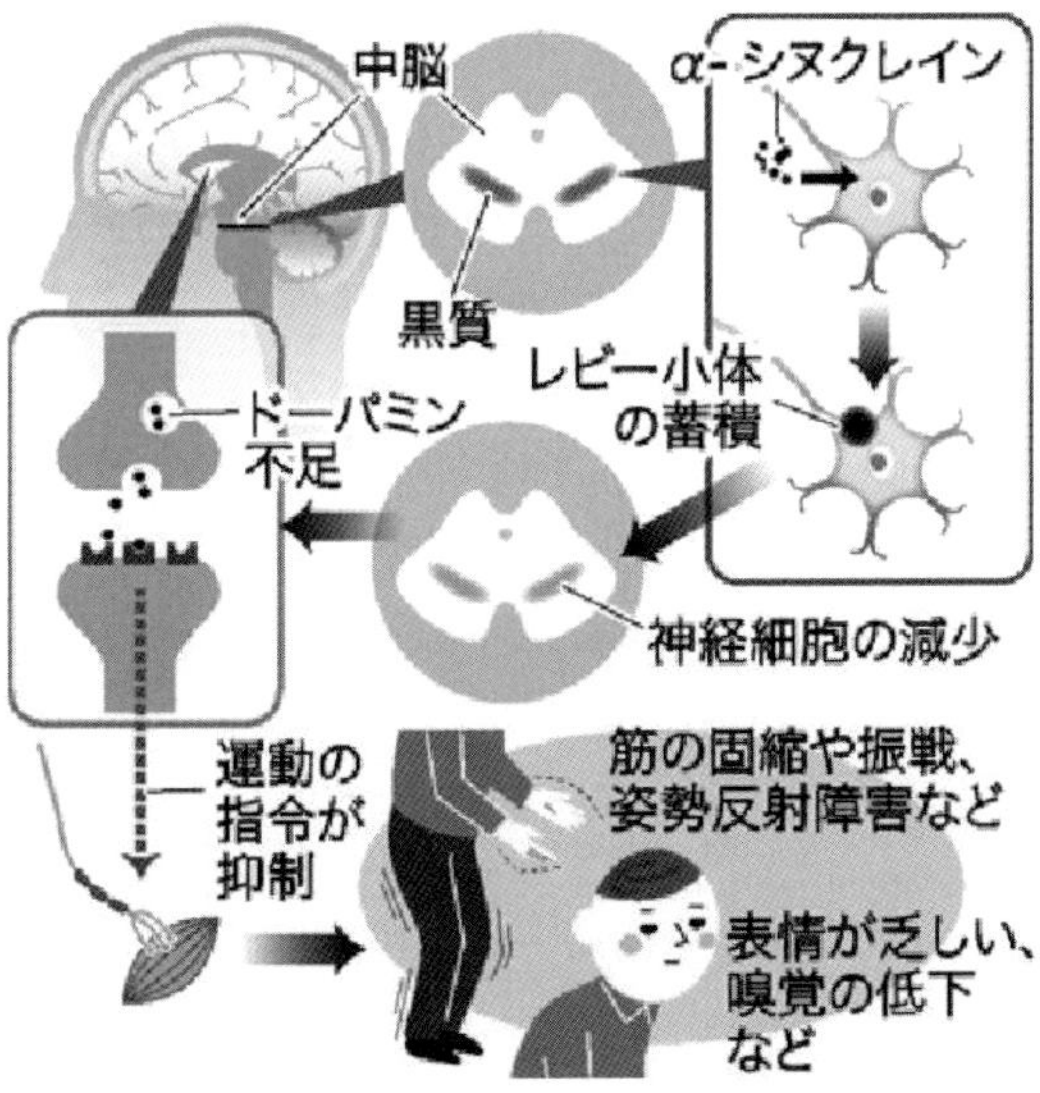

運動ニューロン疾患　困難になる食事や呼吸

《内科学第三講座　講師　荒若繁樹》

　神経は働きによって大きく二つに分けられます。一つは筋肉を動かすための運動神経です。もう一つは痛み、冷たさなどを感じるための感覚神経です。運動ニューロン疾患は運動神経だけを障害するという際立った特徴を示す病気です。運動ニューロン疾患はいくつかの病気を含みますが、筋萎縮性側索硬化症がその代表です。

　ルー・ゲーリッグという野球選手をご存じでしょうか。ゲーリッグは戦前の米大リーグを代表する選手で、ニューヨーク・ヤンキースではベーブ・ルースと3、4番の黄金コンビを組んでいました。

　彼は三冠王を1回、本塁打王を3回、打点王を5回獲得するなどの記録を達成しましたが、さらに偉大な記録として14年間にわたり当時の世界記録2130試合連続試合出場を果たしました。けがを押して出場する肉体的、精神的な頑丈さから「鉄の馬」と呼ばれ、ファンに親しまれました。しかし、この偉大な記録にも終わりがやってきます。徐々に走るスピードが遅くなり、歩くとよろめくこともあり、彼の打率は1割台に落ちてしまいます。

　自ら監督に申し出て連続試合記録に終止符を打った後、彼は医師の診察を受け筋萎縮性側索硬化症であると告知されます。鉄の馬を引退に追いやった病気としてこの病気は知られることになり、アメリカでは「ルー・ゲーリッグ病」とも呼ばれています。

筋萎縮性側索硬化症の症状は、運動神経が障害されることで▽手足の力が入りにくい▽筋肉がやせる▽体の筋肉がピクピク勝手に動く―といった症状が認められます。さらに、言葉がはっきりしないといった言語障害、物が飲み込みにくいといった嚥下（えんげ）障害が起こり得ます。

症状の出現は（1）手の筋萎縮と筋力低下から始まる（2）言語障害、嚥下障害から始まる（3）足から発症し腱（けん）反射が低下する―の3タイプに分けられます。最も困ることとして、食事を飲み込むことができなくなり、呼吸をする筋肉の力が衰え、自分で呼吸することができなくなります。

一方で、病状が進行しても考えることや意識は保たれ、内臓の働きにも問題はありません。残念ながら現代の医学では、この病気の進行を遅らせたり、治す方法がありません。介護する方の負担という問題がありますが、対症的に経管栄養や人工呼吸器を装着することで生命を維持することができます。

ゲーリッグは引退の場面で「みなさん、私に起きた不運をご存じだと思います。しかし、今日、私はこの地上で最も幸福な男です」という有名なスピーチを残します。本当に幸福であり続けるために、現代医学が克服しなくてはいけない病気の一つです。

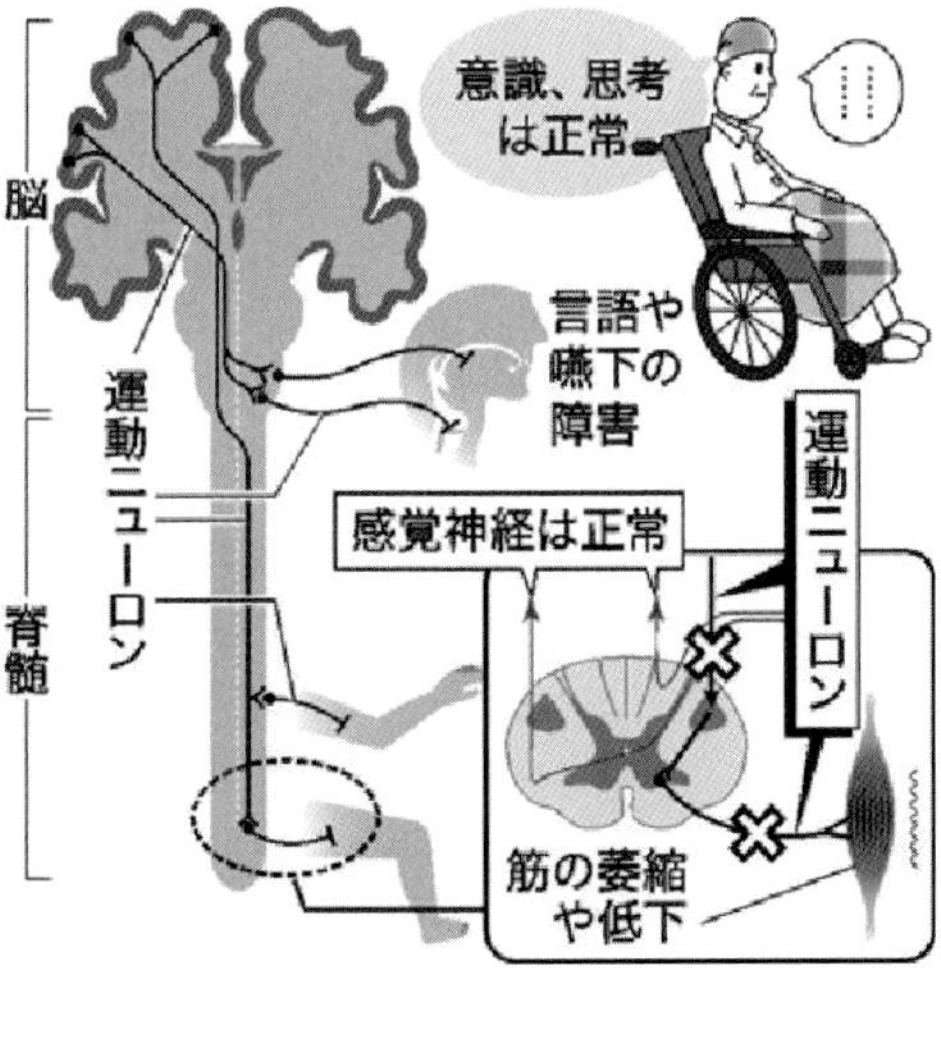

神経難病に関する最近の話題　iPS細胞で治療法開発へ

《内科学第三講座　助教　丹治治子》

ノーベル医学・生理学賞を受賞された山中伸弥教授が「iPS細胞（人工多能性幹細胞）の研究を頑張ったら、ALS（筋萎縮性側索硬化症）などの難病を患う方たちの苦しみを少しでも減らせる可能性がある」と述べておられました。iPS細胞により、神経難病の診療はどのように変わるのでしょうか？

iPS細胞とは、採取しやすい皮膚や血液などから取り出した細胞をまだ何の働きも持たないまっさらな状態に戻し、どんな働きを持つ細胞にでも成長できるようになった細胞です。iPS細胞は難病の診療に三つの面から貢献すると考えられています。

まず、iPS細胞を使った神経難病の原因についての研究です。神経の病気では脳や脊髄の中で何が病気を引き起こしているのか、中を開いて調べることはできません。しかし、神経難病の患者さんの皮膚の細胞からiPS細胞を作り、それを神経細胞に成長させた後、ある種のストレスをかけることによって、患者さんの脳や脊髄の細胞が病気になったときの状態を部分的に再現することができます。

これまで、生きたままでは観察できなかった神経難病の細胞を事細かに調べることができるのです。実際に、アルツハイマー病ではiPS細胞を使い原因解明にもつながるような実験が行われています。

二つ目は新薬を試すためのターゲットとしての利用です。神経難病の新薬候補の物質が見つかったとき、それを生きたヒトの神経細胞で試すことはこれまで非常に困難でした。しかし、神経難病の患者さんの皮膚細胞からｉＰＳ細胞を作り、それを神経細胞に成長させると、難病の患者さんの生きた神経細胞を大量に得ることができます。それを使うと、多くの新薬候補の物質の様々な効果や副作用について、一気に調べることができるのです。２０１２年には、筋肉が徐々にやせていく難病であるＡＬＳの患者さんのｉＰＳ細胞を使って、新薬候補の物質が神経細胞を救う働きがあるかどうか調べる研究が行われています。

三つ目は、神経難病の患者さんの脳や脊髄へ、正常な神経細胞を移植するための細胞の供給源としての利用です。ｉＰＳ細胞を使うと、病気になる前、赤ちゃんのときの神経の細胞を大量に作ることができます。それを弱っている脳や神経の部分に移植することにより、もう一度、脳や神経を元気にすることができるかもしれないのです。２０１０年には、脊髄の損傷で手足が動かなくなったサルにｉＰＳ細胞から作った細胞を移植し、運動機能の回復に成功しています。２０１２年には、パーキンソン病のサルの脳にｉＰＳ細胞由来の神経細胞を移植後、それらの細胞がきちんと働くことが確認されました。

ｉＰＳ細胞には腫瘍をつくり出す可能性など、越えなければならないハードルはたくさんあります。しかし、日本発のｉＰＳ細胞を使って、世界中で神経難病に対する新しい治療法が開発されようとしています。10年後にはこれらの治療法が実際に患者さんに使えるようになることも夢ではありません。

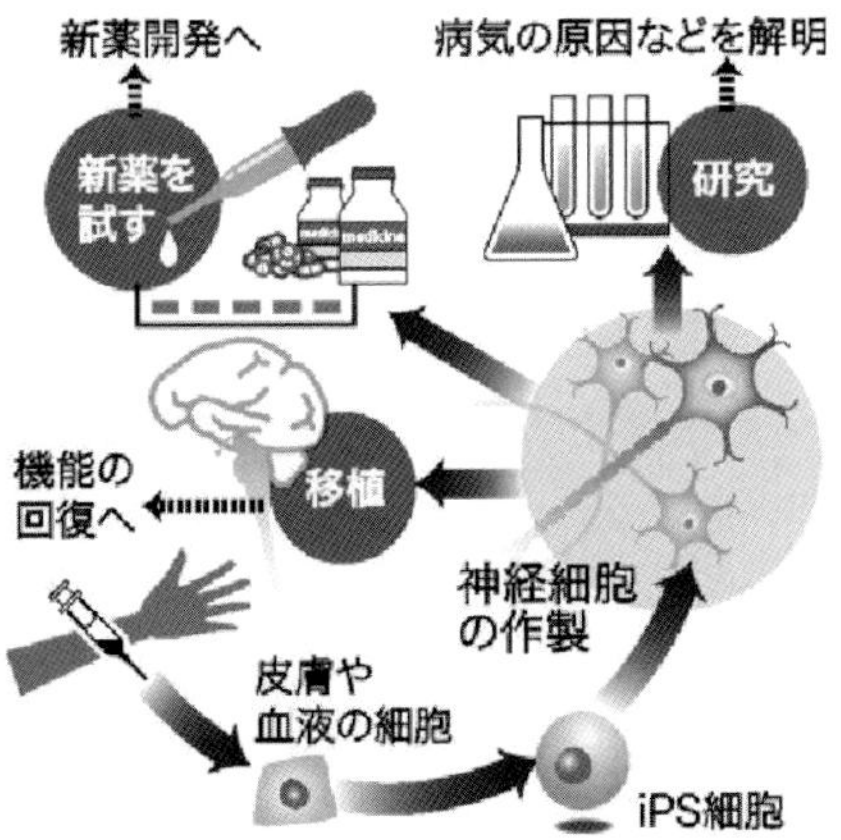

子どもに多い病気　発達に応じ多様な疾患

《小児科学講座　助教　中村和幸》

「子どもは大人の縮小版ではない」という言葉があります。脳の働きにおいても同じことが言え、子どもの脳は急速に成熟を続け、「歩く」「言葉を話す」などの発達を示し成長します。そのため、大人とは違った脳の病気があり、それぞれの年齢により脳の成熟や発達に違いがあるため、その時期により起きてくる病気も異なります。今回はその中でも日常でよく遭遇し得る疾患について紹介します。

◇熱性けいれん

最も頻度の高い子どものけいれん性疾患です。発症年齢は生後6カ月から6歳ごろです。通常38度以上の急激な発熱に伴って、全身を固くしたり、がくがくしたりするけいれんが起こります。通常は後遺症を残しませんが、▽けいれんが15分以上続く▽体の一部分の発作（部分発作）がある▽まひがある▽短時間でけいれんを繰り返す－といった場合は髄膜炎などの検査が必要です。小学生になっても熱性けいれんを起こす場合は、てんかんの可能性もあります。

◇泣き入りひきつけ（憤怒けいれん）

転んだ痛みや突然の怖いことなどをきっかけに大泣きした後、顔面が紫色になってけいれんしたり、真っ白になって突然意識を失ったりします。生後6カ月から1歳6カ月ごろに発症します。回数が少なければ治療の必要はなく、7歳ごろまでには消失します。

◇点頭てんかん（ウエスト症候群）

生後3～7カ月の乳児期にみられるてんかんの一つです。首や四肢をびくっとするけいれんが数秒間隔であり、発達の遅れを伴い、特徴的な脳波異常がみられます。治療はビタミン剤、抗てんかん薬、ACTH療法という注射治療が行われます。それまで順調に発達してきたのに、「笑わなくなった」「首が安定しなくなった」などの症状がみられた場合は要注意です。

◇急性脳炎・脳症

発熱や意識障害、けいれんなどで発症し、熱性けいれんに紛れていることもあるため注意が必要です。原因はインフルエンザウイルスや単純ヘルペスウイルスなどですが、最近では突発性発疹症（ヒトヘルペスウイルス6型）や乳幼児期の下痢の原因となるロタウイルスも原因となることが知られています。

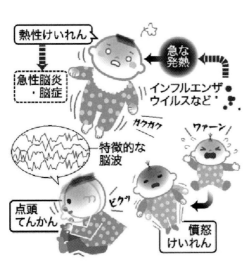

そのほかにも脳自体の病気ではなく、生まれつきの代謝異常や染色体異常の症状として現れてくることもあります。近年、高機能自閉症や注意欠如多動性障害（ADHD）などの発達障害も話題となっています。子どもの脳の病気は多様です。心配な症状があるときは、かかりつけの小児科を受診の上、小児神経科医に相談してください。

小児の神経疾患に関する最近の話題　原因遺伝子の解明進む

《小児科学講座　講師　加藤光広》

子どもと大人でもっとも異なっていること、子どもの病気を考えるときに一番大切なことは、どんなことでしょう。昔から「はえば立て、立てば歩めの親心」と言われるように、わが子（孫）の成長ほど親にとってうれしいことはありません。子どもの大きな特徴は、発達途上であることです。子育てが楽しいのも苦労するのも発達途上であればこそです。発達に最も大きな影響を与えているのが脳、特に大脳です。子どもの発達は大脳の発達と言い換えることができます。最近の研究により大脳の発生、発達の仕組みが分子レベルで分かってきました。

他の動物の脳と比べたときに、人で特に発達しているのが大脳です。人の大脳は大きさだけではなく、中の構造（神経回路）も複雑で、脳を設計する遺伝子の進化が血液や肝臓など他の臓器に比べて、より進んでいることが明らかになっています。

人を含む生物の遺伝情報はA、T、G、Cの４種類の文字で構成されたＤＮＡ（デオキシリボ核酸）という物質でできています。２００３年に完了したヒトゲノム計画により、人のＤＮＡをつくる31億個の文字の配列が明らかにされました。そのうち遺伝子として働くのは約１％ですが、人の遺伝子は約２万個あり、一つ一つの遺伝子の文字配列を調べるのには大変な労力と費用がかかります。ヒトゲノム計画では国際共同研究でも13年間の歳月と3千億円がかかっています。

しかし、ここ数年で大きな技術革新があり、2万個の遺伝子全てをたった1日で、数十万円で調べられるようになりました。それが次世代シーケンサーと呼ばれる遺伝子解析法です。まだ研究目的の使用に限られますが、次世代シーケンサーを用いた研究で、疾患の原因遺伝子が現在たくさん明らかにされています。小児の神経疾患はまれな病気が多く、これまで解析が進んでいませんでしたが、次世代シーケンサーの出現で、次々に疾患原因が明らかにされ、治療方針の選択に活用する研究が進んでいます。私たちも乳幼児期に発病するてんかんの原因をたくさん明らかにし、世界から注目されています。

疾患の原因遺伝子の解明により病気のメカニズムが明らかになり、一部の疾患では分子標的薬と呼ばれる根本的な治療薬が開発され、国内でも治療可能になっています。遺伝子の研究は進歩が急速で、社会の理解が追いついていないことによる不安も感じられますが、これからますます遺伝情報が医療に欠かせないようになりますので、正しく理解（医療者側は説明）することが大切です。

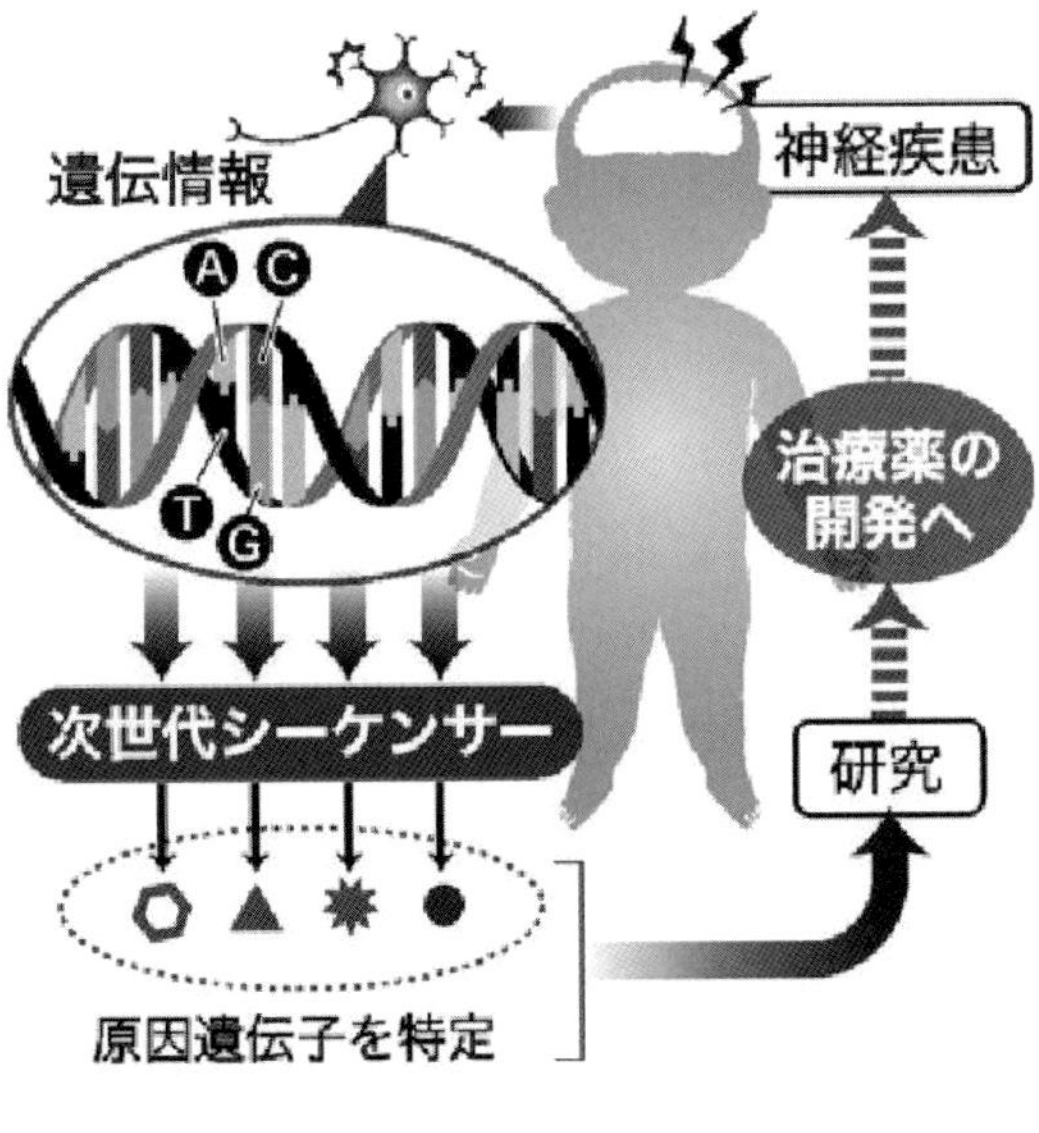

てんかんの症状と治療　原因や発作頻度は多様

《脳神経外科学講座　講師（現　日本海総合病院）　舟生勇人》

てんかんの有病率は人口の約0・5～1・0％で、まれな病気ではありません。山形県は総人口約115万人ですから、県内で約1万人の患者が悩んでいることになります。すべての年齢層で発症する可能性があり、小児科、神経内科、脳神経外科、精神神経科などで診療されることが多いです。ぜんそく発作や片頭痛発作と同様に、発作をうまくコントロールできれば、普通の社会生活が可能です。残念ながら誤った知識、偏見をお持ちの方がいまだに多く存在します。是非正しい知識を持っていただきたいと切に思います。

私たちが日常生活を営む背景には、常に脳神経細胞の電気活動ネットワークがあります。この電気活動に乱れが生じた場合、さまざまな発作的症状を起こす可能性があり、発作を繰り返し起こす場合をてんかんといいます。

てんかん発作にはさまざまな形があります。「手足や顔がつっぱる」「ガクガク震える」「言語が混乱する」などの運動症状、「手足がビリビリしびれる」などの感覚症状、「光や図形模様が見える」などの視覚症状、「声や音楽が聞こえる」といった聴覚症状、「ムカムカと吐き気がする」「動悸（どうき）がする」「鳥肌が立つ」などの自律神経症状、さらに不安感、夢心地の気分、既視感などの精神症状を短時間繰り返す場合があります。

意識を失って、例えば、急に動作を止めてボーっとなったり、フラフラと歩き回ったり、手をモゾモゾ、口をモグモグさせたりといったしぐさを繰り返す発作もあります。さらに、意識喪失とともに全身を硬直させガクガクとけいれんしたり、短時間だけボーっとしたり、体全体あるいは一部の筋肉がピクンとなって物を投げ飛ばしてしまったり、くずれるように倒れてしまう発作などもあります。発作の形や、脳の電気活動、画像検査などを用いて、他の病気との鑑別や詳しい診断がなされます。

てんかん治療の中心は薬物治療です。現在の医療では、適切な薬物治療で発作を約70％の人でコントロール可能で、多くの人たちが普通に社会生活を営んでいます。日本では15種類以上の抗てんかん薬が市販されていて、効果的かつ副作用のない薬物を選択していきます。小児の一部の発作では、さまざまな特殊治療も考案されています。

薬物治療でも発作をコントロールできない場合もありますが、その一部に対して外科治療が効果的な場合があります。小児の一部の例では、繰り返すてんかん発作が発達の停止や後退の原因になることもあり、早期の外科治療が考慮されることもあります。

てんかんの原因や発作頻度は多様で、そのため治療方法や内容、そして完治する頻度もさまざまです。「てんかん」と診断された場合には担当医の話をよく聞いて、あわてずにどのように対処していけばよいか考えましょう。

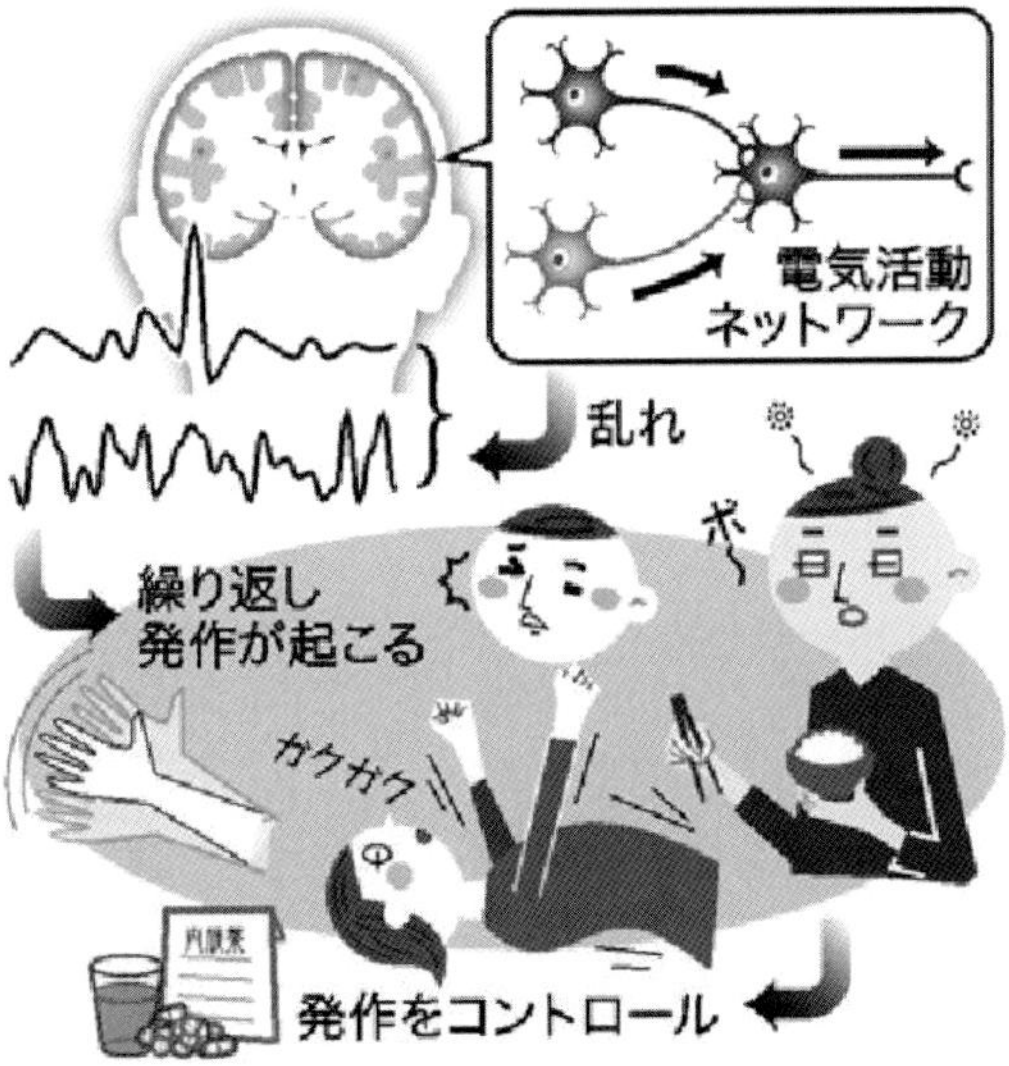

てんかんに関する最近の話題　新薬登場、外科手法も進歩

《脳神経外科学講座　講師（現　日本海総合病院）　舟生勇人》

前回に引き続き、てんかんの話題を提供させていただきます。大脳の電気活動に乱れが生じた場合、さまざまな発作的症状を起こす可能性があり、発作を繰り返し起こす場合をてんかんと言います。てんかんという言葉は皆さんよく耳にされるかと思いますが、残念ながら誤った知識、偏見をお持ちの方がいまだに多く存在します。実は一部の医療関係者や患者さんにも同じことが言えます。発作をうまくコントロールできれば、普通の社会生活を送ることができます。もちろん妊娠、出産、就労も可能です。

最近の話題として、検査・診断の進歩、薬物治療の進歩、外科治療の進歩についてお話しいたします。

てんかん診療で最も大切なことは診断であることに揺るぎありません。近年は、脳の電気活動を調べる脳波検査や脳の形を調べるCT（コンピュータ断層撮影）MRI（磁気共鳴画像）に加え、より詳細な脳形態を調べる高磁場MRI、脳機能・代謝を調べるSPECT検査（単一光子放射断層撮影）PET検査（ポジトロン断層法）、微細な脳磁場活動を調べる脳磁図（MEG）検査などの手法も登場しています。

薬物治療を開始しても発作が残存するような場合には、発作時の症状と脳波の記録を行い正確な診断につなげるため、専門施設で早めにビデオ脳波モニタリングを含めた各種検査を受けることをお勧めします。

適切な薬物治療で、発作は約70％の人でコントロールできます。最近は従来知られている薬物に加え、「新

規抗てんかん薬」と称される幾つかの薬物が使用可能で▽既に服薬中の他の薬剤とけんかしない▽副作用が軽減される▽守備範囲が広い▽別の作用が期待できる－などの効果が知られており、薬物治療の幅と選択肢は明らかに広がっています。

薬物治療でも発作をコントロールできない場合もありますが、その一部に対して外科治療が効果的な場合があります。検査、診断の進歩によって、治療成績は向上していますし、近年は迷走神経刺激療法という新たな外科手法も応用されるようになりました。

最近は運転免許の問題もあります。適切な診断治療が大切であることは言うまでもありませんが、てんかんと診断された場合には、慌てず諦めずに担当医と治療を行いましょう。

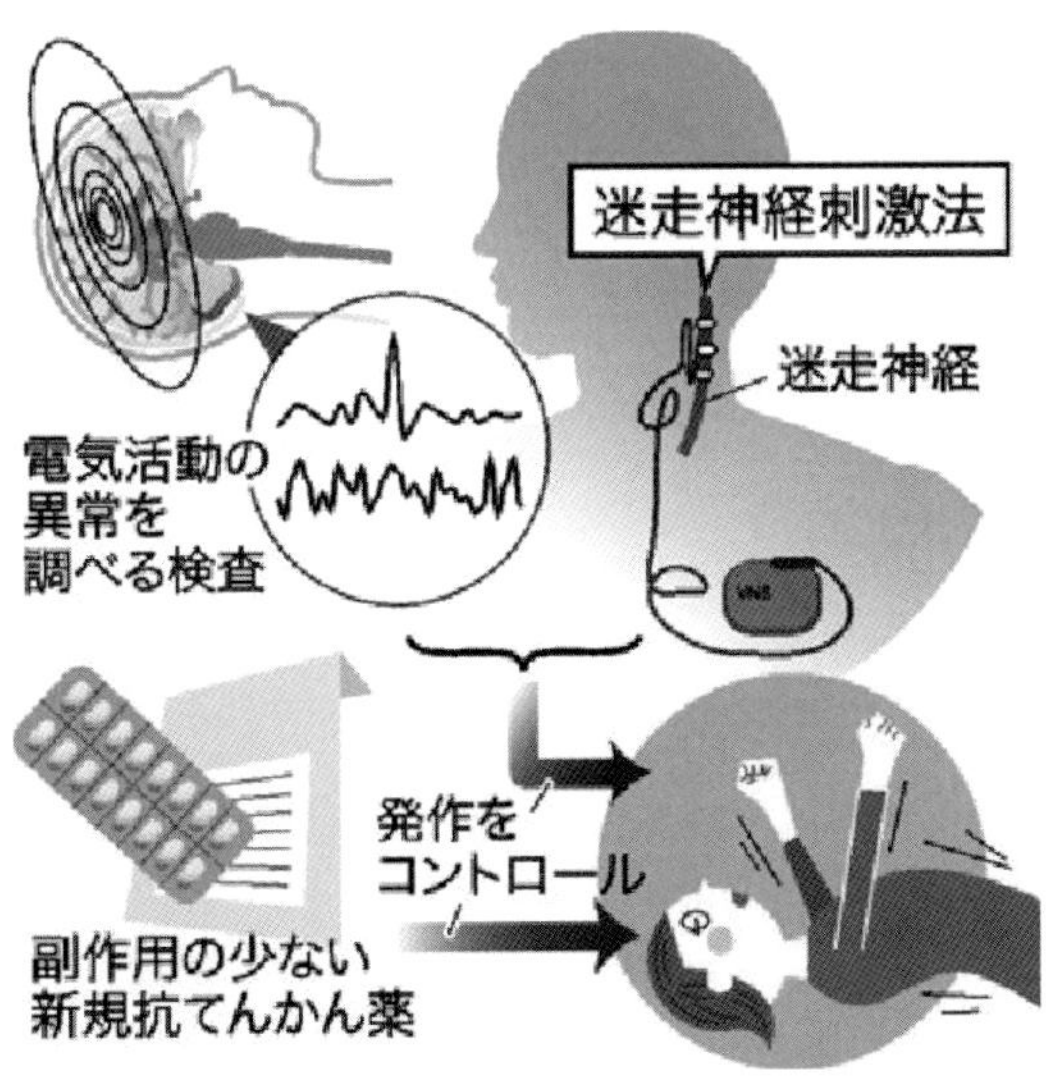

第十六章

後遺症と治療

脳損傷による症状と治療（上）　運動障害　早期リハビリで機能回復

《整形外科学講座　准教授　佐々木幹》

脳損傷とは「脳が損傷を受けること」と広く定義され、脳挫傷や脳梗塞、脳出血などさまざまな病態を含み、その結果生じる障害も多様です。今回は脳損傷の結果として生じる障害のなかで手足の運動障害に焦点を当ててみます。

脳は手足を動かす指令を出す司令塔そのものであるので、損傷を受けることによって手足を動かせなくなることは容易に想像できますが、実際はそう単純ではありません。中枢性運動統御機構は上位中枢（脳）と下位中枢（脊髄）より構成されますが、手足を支配する指令経路は延髄のレベルで反対側へ交差するため、損傷を受けた脳とは左右反対側に運動障害が出現します。つまり左側の脳損傷では右の手足の運動障害が生じることになります。

脳は脊髄を介して筋肉を動かせという指令を送るだけではなく、脊髄そのものが勝手な運動指令を出さないように制止する役割を果たしていますので、脳損傷では、手足を動かす指令が出せないだけではなく、脊髄が人の意思とは関係なく筋肉に送る指令を制御できなくなります。

手足に力が入らなくなり、だらりとした状態になる状態を弛緩（しかん）性まひと呼び、脳からの制御を失って筋肉が緊張して、思った通りに動かせない状態を痙性（けいせい）まひと呼びます。筋肉が過度に緊張したり、関節が固くなるため、かえって機能性を下げてしまうこともあります。

脳損傷患者では多くの場合、発症当初、ベッド上に臥床（がしょう）している時間が長くなってしまい、特にまひ側の手足の筋力が低下したり、関節が固くなる（拘縮）ほか、肺炎や褥創（じょくそう）、深部静脈血栓症といった合併症を併発するいわゆる廃用症候群が生じます。脳損傷における運動障害に対する治療ではこの廃用症候群を予防することが非常に重要で、可能な限り早期からリハビリテーションとして介入することが必要です。

ベッド上安静の間は、健側手足の運動に加えて、患側（まひ側）手足の他動的関節可動訓練を積極的に行います。血圧や出血などの生命に関わる容体が安定すれば、なるべく早くベッドから離れて、座る、立つといったリハビリを行うことで、手足の筋力低下、関節拘縮の予防だけではなく、肺炎や深部静脈血栓の予防にもつながります。回復の状況に合わせて歩行訓練や食事や書字といった手の機能訓練へと進めることができます。急性期―回復期―維持期と患者さんの状態に合わせて、リハビリを継続的に行うことが重要です。

手足の筋肉のつっぱり（痙縮＝けいしゅく）に対しては、薬物療法、装具療法に加え、バクロフェンという薬剤の脊

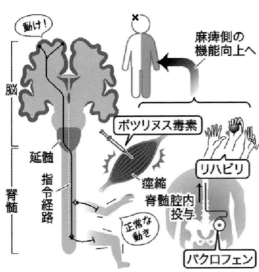

髄腔内投与療法が筋肉の緊張を和らげ、手足を動かしやすくする治療として有効です。バクロフェン脊髄腔内投与療法は脊髄に細いチューブを挿入し、薬剤をためておくポンプを皮下に埋め込む手術が必要になりますが、最近は外来でも行えるボツリヌス毒素を筋肉に注射する治療が注目されています。ボツリヌス毒素療法はつっぱりの強い筋肉に選択的に注射をすると、筋肉の緊張が和らぎ、その効果は数カ月間持続します。リハビリと併せて行うことでまひ側の手足の機能が向上することが期待できる治療です。

脳損傷による症状と治療（中） 痛み 中枢性には神経刺激有効

《麻酔科学講座　助教　奥山慎一郎》

脳卒中後の痛みやしびれは、後遺症の中でも頻度の多い症状で、身体的な苦痛を伴うだけでなく、長く続くと精神的にも参ってしまい、不眠や食欲低下、抑うつ気分などの原因となり、生活の質（ＱＯＬ）の低下を生じることも少なくありません。

脳卒中後の痛みは、主に麻痺してしまった腕や足の筋肉・関節が原因となる「末梢性の痛み」と脳出血や脳梗塞などにより脳自体が障害され生じる「中枢性の痛み」に分けられます。

末梢性の痛みは、麻痺により固まった関節や筋肉を動かそうとするときに生じることが多く、治療には一般的な消炎鎮痛剤・筋緊張緩和剤が用いられます。このような痛みが強いときには、モルヒネなど医療用麻薬が効果を発揮します。「がんの痛みに使う薬」というイメージが強い医療用麻薬ですが、最近ではがん以外の慢性的な痛みにも積極的に使われ、利用できる薬の種類も増えていますので、かかりつけ医に相談してください。さらに、薬物療法だけでなく適切なリハビリも重要です。

中枢性疼痛（とうつう）は、脳卒中後の1～8％で発生し、治療に反応しにくい難治性疼痛となることがあります。脳卒中の発症から数か月ほど経過してから生じることが多く、焼けるような痛み、針で刺されるような痛みなどさまざまな訴えで表現され、服が皮膚に触れただけでも痛く感じたり、低温に対する皮膚の感覚も過敏になることもあります。見た目には皮膚の異常など伴わないため周囲にいる家族や医師の理解が得られにくく、このことがさらにストレスとなり痛みをより強く感じさせることもあります。

治療として、薬物療法では抗うつ薬や抗けいれん薬などが用いられます。最近では帯状疱疹（ほうしん）後神経痛などに用いられるプレガバリンが効果を示したとする報告も増えています。これらの薬剤はある程度症状を緩和してくれることもありますが、痛みをすべて取り除くことは難しく、医療用麻薬も末梢（まっしょう）性の痛みほど十分な効果が得られないことが多いようです。

薬に代わる有効な治療として神経刺激療法があり、痛み以外の刺激を人工的につくり脳に伝えることで、痛みを和らげる方法です。これは脊髄や脳の表面（硬膜外）、脳の深部などに細い電極を通し、ペースメーカーのような埋め込み型の刺激装置を接続し胸や腹部の皮膚の下に埋め込み体の外から刺激の強さを調整することができます。

脳卒中後の強い痛みは、リハビリの障害となり回復を遅らせたり介護も困難にするなど著しく生活の質を低下させるため、我慢しすぎず専門家の診断や治療を受けることが重要です。

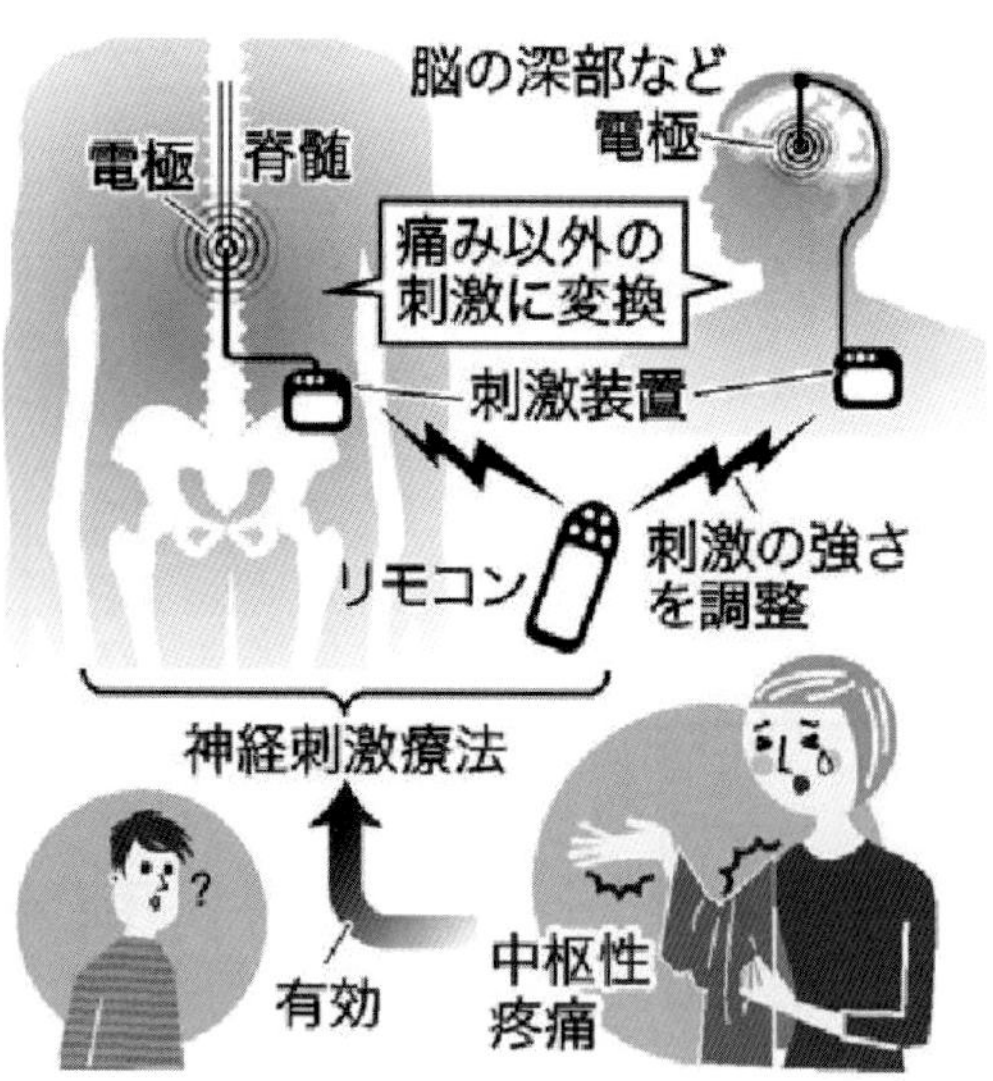

脳損傷による症状と治療（下）

高次脳機能障害

《高次脳機能障害学講座　准教授　丹治和世》

交通事故などで頭にけがをした後や脳梗塞など脳の病気をした後で、職場や家庭での生活、人間関係や少し複雑な仕事において、うまくいかないことが増える場合があります。そのような場合、高次脳機能障害の可能性があります。

高次脳機能とは、脳の機能の中で▽何かを覚える▽考える▽計算する▽計画を立てる▽会話する―などのレベルの高い認知機能のことです。脳の損傷の後、このような高次脳機能がうまく働かずに社会生活、家庭での生活に支障を来す状態を高次脳機能障害と呼びます。

高次脳機能障害の症状は人それぞれなのですが、よく「見えない障害」と言われるように、障害があることになかなか気付かれにくいのが特徴です。家庭で起こる問題としてよくあるのは「物をどこに置いたのか分からなくなる」「約束を守らない」「トイレの電気を消すのを忘れる」「怒りっぽくなった」などの一見取るに足りないことです。このため「怠けている」「性格が悪い」「気合が足りない」といった説明で片付けられてしまいがちです。

また、高次脳機能障害があっても知能には全く異常が出ない人もおり、病院で検査しても医療者にも気付かれない場合があります。しかし、家庭や病院では大きな問題がなく、知能に問題がなくても、高次脳機能障害を持つ人が社会に出てみると困った事態になってしまうことがよくあります。それがこの障害の難しいところです。

この障害とどう向き合えばいいのでしょうか。まず必要なのは▽何が問題なのか▽どのような状況で問題が起こるのか―について、本人と周りの人ができるだけ正しく理解することです。そして、本人と周囲に無理がかからないような環境を整えることです。障害についてきちんと理解できないことがつらい思いをする原因となることがとても多いのです。

しかし、障害を理解することは決して簡単ではありません。その難しさをしっかり受け止め、家族や職場の同僚、ソーシャルワーカー、医療スタッフらさまざまな人に関わってもらい、それぞれの立場から助言をもらうのが有効です。高次脳機能障害は障害者手帳交付の対象にもなりますし、山形県にはさまざまなサポート体制があり、高次脳機能障害の方のための家族会もあります。

もし、このような問題に悩んでいる方がいましたら、一度かかりつけの医療機関に相談するよう勧めてみてください。悩みがなかなか分かってもらえない場合は、高次脳機能障害者支援センターにご相談ください。県内には山形市と鶴岡市にそれぞれ支援センターがあります。連絡先は山形市が023(681)3394(山形病院内)、鶴岡市が0235(57)5877(鶴岡協立リハビリテーション病院内)です。

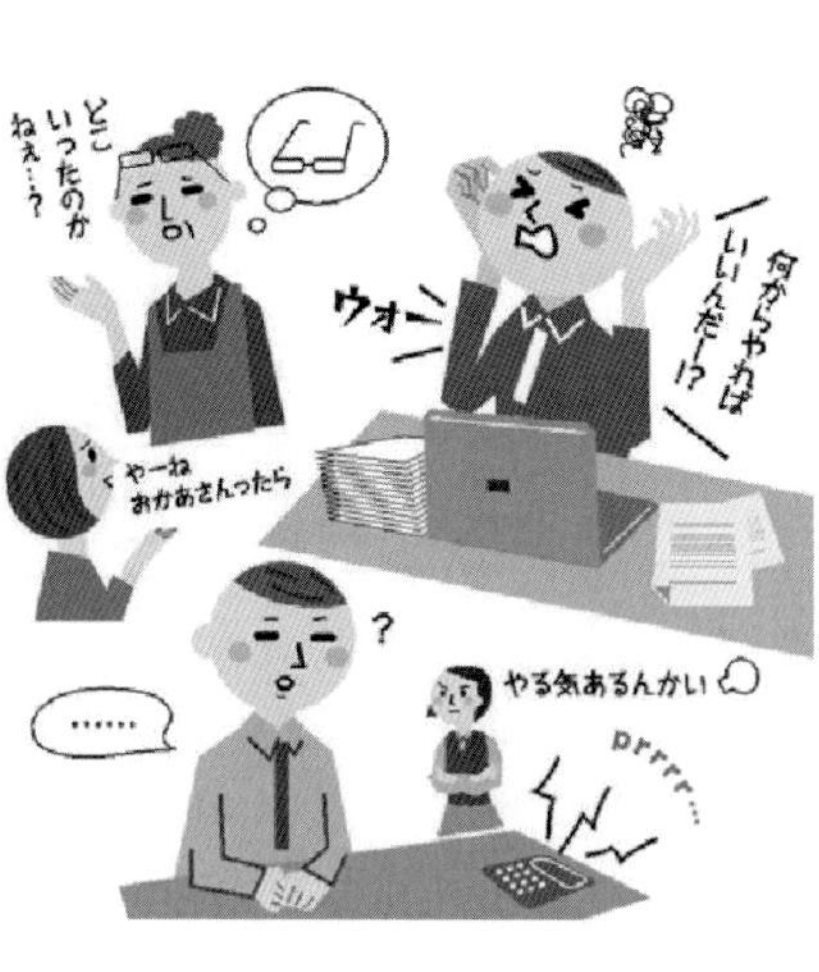
どこいったのかねぇ…?
ウォー
何からやればいいんだー!?
やーねおかあさんったら
?
……
やる気あるんかい
prrrr…

第七章

全身の病気と脳

眼科と脳の病気　視野異常で判明する例も

《眼科学講座　医員　西　勝弘》

目は物を見るための臓器です。しかし、眼球だけで物を見ることはできません。目から入った情報が脳まで伝わり、かつ脳が認識して初めて物を見ることができます。つまり、物は「脳が見ている」のです。

人間の目の働きは、よくカメラに例えられることがあります。外から入ってきた光は、カメラのレンズに当たる角膜と水晶体で屈折し、カメラのフィルムに当たる網膜に像として写ります。網膜は視覚情報を脳に伝えるための電気信号に変える役割を果たします。電気信号は網膜の中を神経線維に乗って伝わり、全ての神経線維は視神経という一本のケーブルに束ねられます。

その後、両目から出た2本の視神経は頭蓋内で交差（視交叉＝しこうさ）し、視野の右半分は左脳の視覚野に、左半分は右脳の視覚野に伝わります。脳に到達した視覚情報は私たちが見やすいようにさまざまな他の脳の機能と一緒に分析されて、初めて「見える」ということになります。見た物の名前が言える（例えばリンゴを見て「リンゴ」と分かる）のはとても高度な脳の機能であると言えます。

左右の目で見た映像は微妙に異なっていますが、脳が融像することで一つの映像として認識できます。これを両眼視機能と言い、立体感や遠近感を作り出します。

一方、片目であっても立体視は可能で、例えば写真を片目で見るときには、脳にあるこれまでの視覚情報の記憶から物の遠近を判断することで立体感を得ることができます。注意したい点は、もし片目で見えづらい部分があっても、両目で見たときに違和感がないように脳が修正してしまうため、例えば片目に病気があっても両目で見ると自覚症状が少なく、目の病気に気付くのが遅れてしまうことです。

外からの視覚情報は前述の視覚路を通って脳に至りますが、その視覚路の途中で何らかの障害が起こると、視野が欠けたり＝視野狭窄（きょうさく）、視野の感度が低くなったり＝暗点＝します。例えば脳梗塞が脳の後ろ側（後頭葉）に起こると、左右の上方視野の4分の1が欠けます＝同名半盲。下垂体（ホルモン分泌をする部分）腫瘍では、視交叉が圧迫され、左右の耳側の視野が欠けていきます＝両耳側半盲。視野検査で得られた視野異常から、脳の病変を疑うことができる場合があります。

目の異常に気付いて眼科を受診し、検査の末、脳の病気が疑われた場合には、脳神経外科や神経内科での精密検査や治療が必要になることがあります。眼科医は目の病気の有無だけではなく、脳に病気がないかという視点でも診察しています。

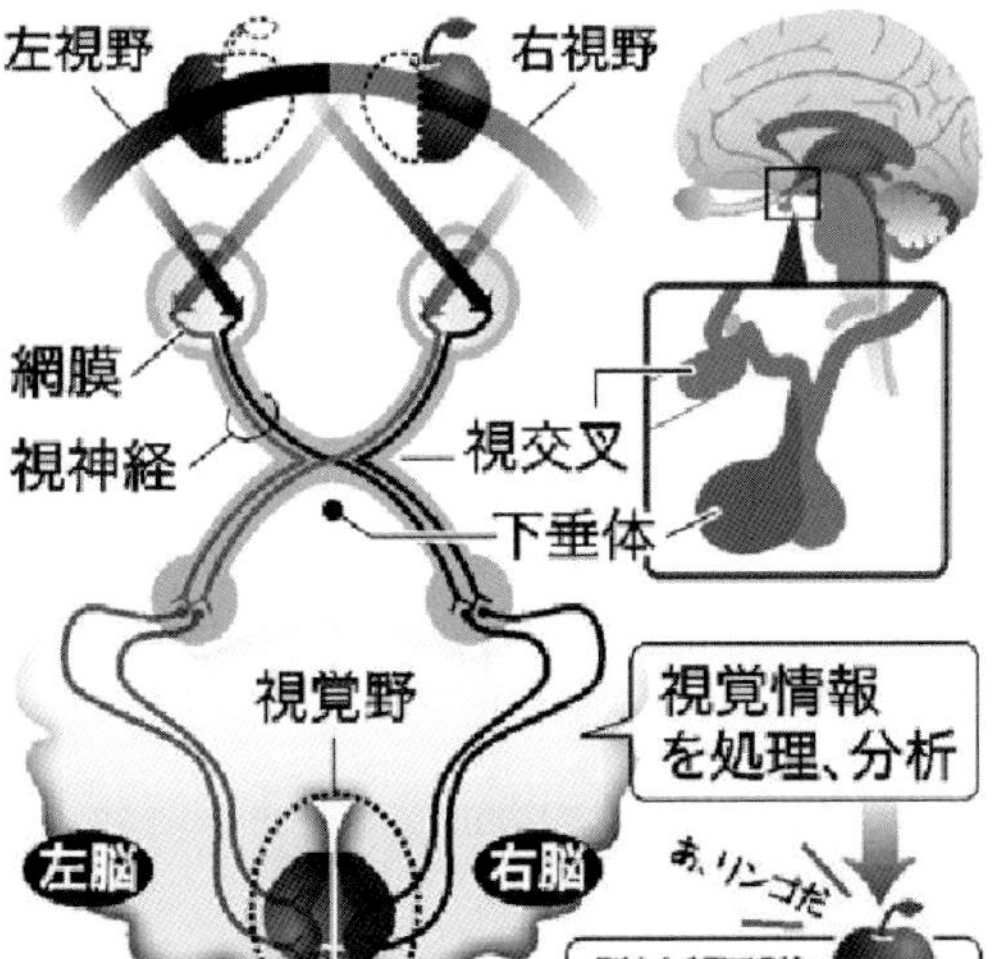

耳鼻科と脳の病気　めまいの原因さまざま

《耳鼻咽喉・頭頸部外科学講座　講師　渡邊知緒》

めまいがあった場合、どこの科で診てもらいますか？めまいは脳の病気である場合がありますので、脳神経外科や神経内科で診てもらうのも正解です。しかし、めまいは脳の病気ばかりが原因とは限りません。耳には三半規管というところがあって、ここは体の平衡感覚をつかさどっています。これが障害を起こしてもめまいを起こすことがあり、実際に耳の平衡感覚の障害で起こるめまいの方が脳の病気で起こるめまいよりも圧倒的に多いのです。

もちろん血液の循環が悪化することによってめまいを起こすこともあり、一口にめまいと言ってもその原因はさまざまです。そこでその原因がどこにあるのかを鑑別することが重要となります。

めまいの原因を鑑別して適切な治療を提供する窓口が耳鼻咽喉科です。従ってめまいで耳鼻咽喉科にかかっていただければ、原因が脳の病気か三半規管の問題なのか血液の循環の問題なのかを鑑別し、脳の病気が疑われれば可及的速やかに画像検査を行ったり、脳神経外科や神経内科に紹介したりする流れとなります。

ですからめまいがあった場合には耳鼻咽喉科にかかっていただければ良いのですが、どのようなときに脳の病気を疑うのでしょうか？それはめまい以外に起こる症状が鍵となります。脳の病気であればたいていめまいだけで済むことはありません。吐き気、嘔吐（おうと）もめまいが起こると必ず起きる反射なので、特に問題はありません。しかし耳の病気で起こるめまいでは、ろれつが回らなくなったり、一方の手や足が動かなくなったり、顔が半分しびれたりなどといったことは通常起こりません。

このようにめまい以外の何かおかしな症状が随伴した場合には、たとえそのような症状がめまいに遅れて後から出てきたとしても、脳の病気を疑ってすぐに診断し、治療を開始することをお勧めします。めまいの他に脳梗塞や脳出血を疑うような症状があった場合には、待たずに脳神経外科や神経内科がある大きな病院に救急で診てもらうのが良いと思います。めまい以外の何かおかしな症状があるかないかを観察することが、家族が脳の病気を早期に発見して治療を開始するための重要なポイントにもなります。

耳鼻咽喉科領域の病気は耳も鼻も脳に近いところにありますので、脳の病気と密接に絡んでくる場合が多くあります。中耳炎や副鼻腔炎、もちろん頭頸部に生じた腫瘍も時に脳を侵します。ですから、首から上の症状で脳の病気がないかどうかは常に耳鼻咽喉科の先生と患者さんとでお互いに注意して考えなければなりません。ご自分の首から上の症状で何か脳の病気が疑われるような症状があった場合には、耳鼻咽喉科の医師を窓口にして気軽にご相談いただくことをお勧めします。

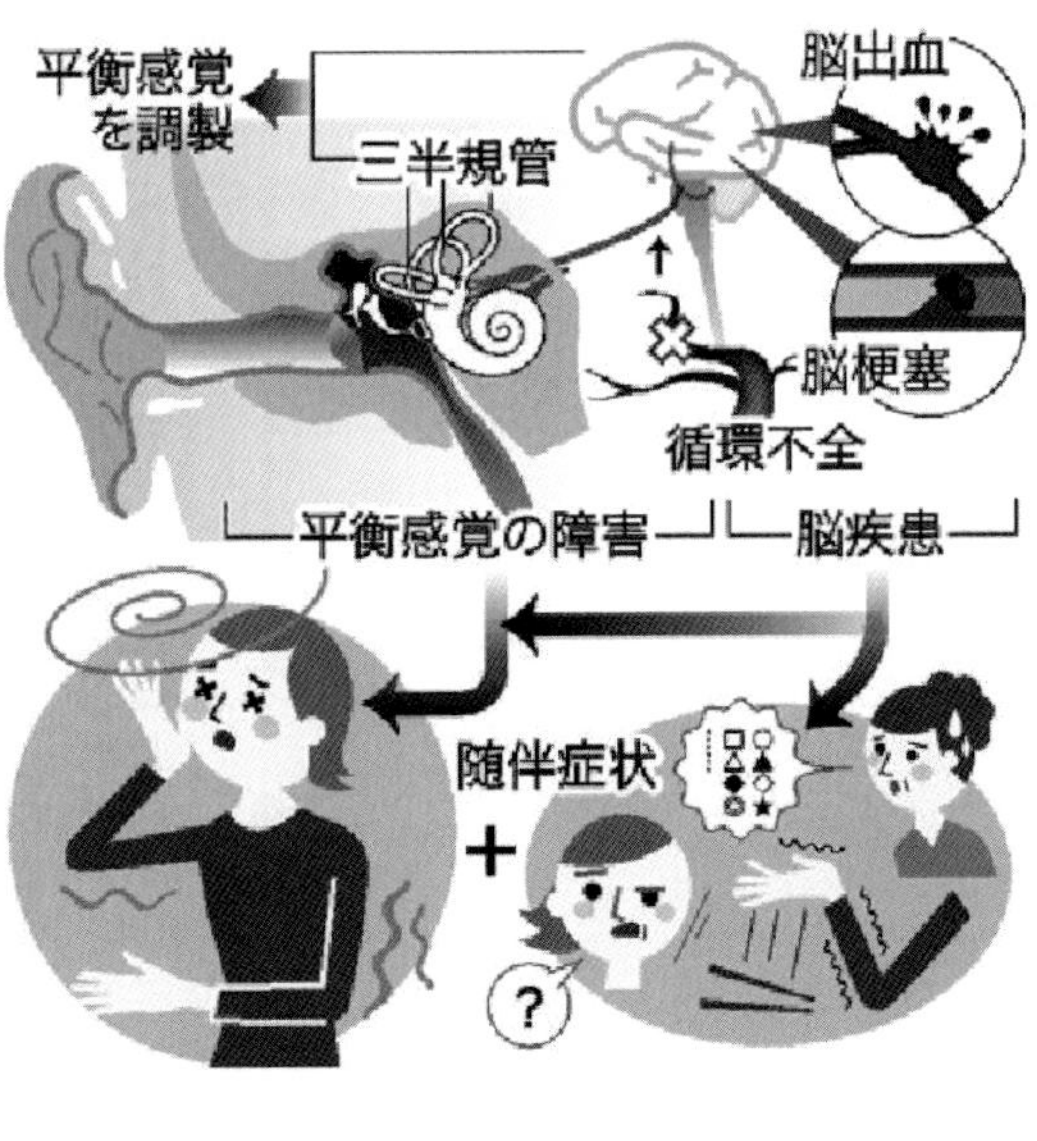

整形外科と脳の病気　寝たきり予防、意識的に

《整形外科学講座　准教授　橋本淳一》

脳の病気は言わずと知れた神経の病気ですが、体全体の神経は頭蓋骨の中にある脳から始まって、背骨の中を通る脊髄神経となり、さらに背骨から出て末梢（まっしょう）神経となって体全体に行き渡ります。整形外科では、背骨や手足の神経の診断・治療を行っています。高齢化が進んでいる昨今では、原因が一つではなく、脳の疾患に脊髄の疾患や末梢神経の疾患が加わっている場合もよくあります。お困りの症状について医師によく相談しましょう。

厚生労働省の2008年の報告では、脳卒中（脳梗塞、脳出血）で治療を受けていると推測されるのは134万人、ほかの調査では背骨に多い疾患の一つである「腰部脊柱管狭窄（きょうさく）症」の推計患者数は240万人と言われており、かなり多くの人が困っています。実際に脳卒中や背骨の病気で歩けなくなった時に心配なのは、寝たきりや介護の問題です。現在、要介護認定者は500万人を超え75才以上の3人に1人は要介護なのです。その原因として最も多いのは、男性は脳卒中、女性は運動器疾患です。運動器とは骨、筋肉、関節、そして神経のことで、体に酸素を取り入れる呼吸器、血液を運ぶ循環器、食物を消化吸収する消化器と同じように、運動器が悪くなると体が動かなくなります。今後、健康に生活するためには、寝たきりや介護状態になる前の予防がとても大事です。

「ロコモティブシンドローム」をご存知でしょうか?まだ病気ではありませんが、いずれ運動器が障害されて要介護になる危険が高い状態のことです。脳卒中にならないための「メタボリックシンドローム」と同じ役割です。既に何らかの症状が出ていても気付かず、気付いた時には既に要介護の状態になっている人が多いのです。

いつまでも自分の足で歩くために、自分の体を知らなければなりません。でもどうやって調べたらいいのでしょうか?そこで今年「ロコモ度テスト」というのができました。あなたが「ロコモ」になる危険性がどのぐらいあるのかを3つのテストで調べることができます。近くの整形外科で、またネットで「ロコモ」を検索すると知ることができます。

運動器の病気も「何でこうなったのか」と言う人が多く見受けられます。年のせいと思ってあきらめる人も多くいます。年を取らない方法があればいいのですが、残念ながらありません。まずは自分の体の変化から目をそむけず、キチンと仕組みを理解して、運動器をうまく使っていくことが大事です。体には治す力がありますから、思ったより元気良く健康に長持ちさせることができるはずなのです。

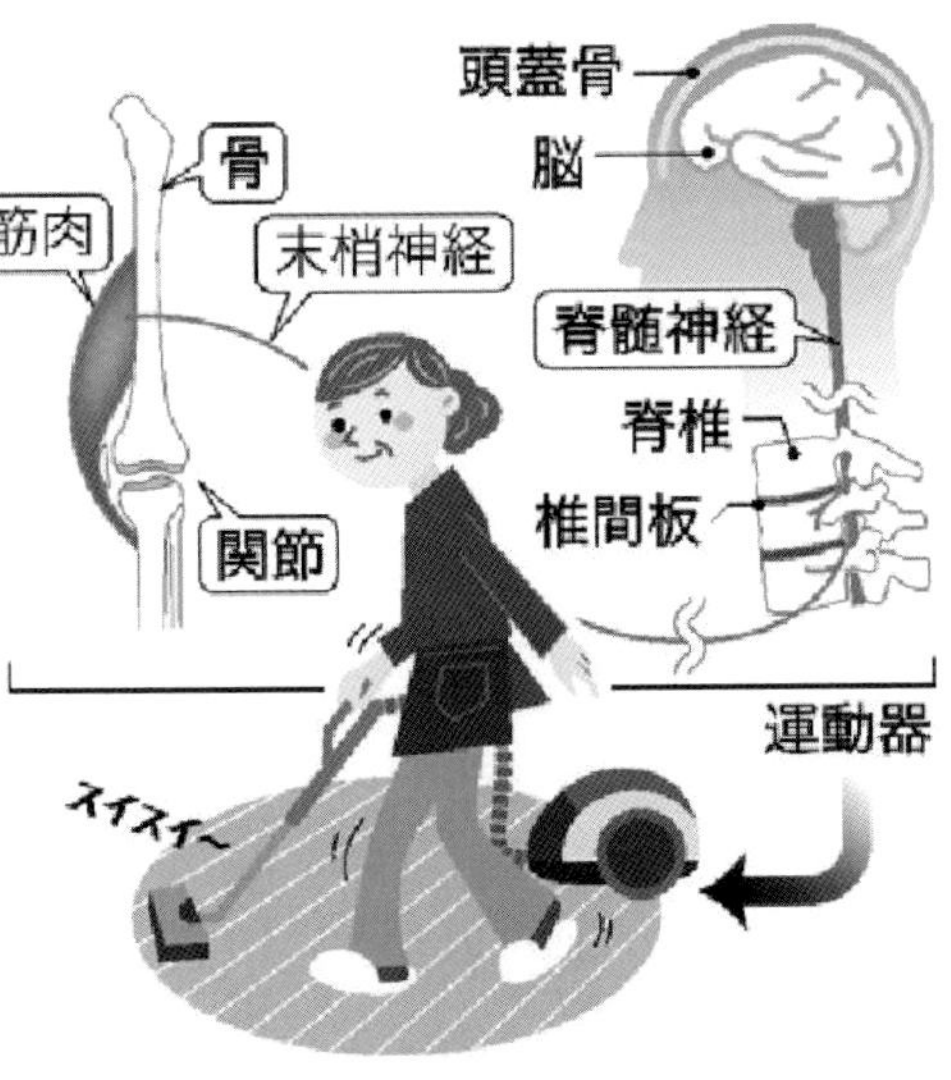

内分泌と脳の病気　症状生むホルモン異常

《内科学第三講座　医員　佐藤裕康》

ホルモンを分泌する臓器を内分泌腺と呼びます。脳下垂体、甲状腺、膵臓（すいぞう）、副腎、精巣、卵巣などがあり、それぞれの臓器は特定のホルモンを分泌し、全身臓器の機能を制御します。例えば、血圧の維持、血液中の電解質や糖の濃度の調節に重要な役割を担います。しかし、これらの臓器が病気になり、ホルモンの分泌が増えたり、減ったりすると、全身症状に加えて、さまざまな脳神経症状が現れてくることがあります。

けいれん、意識障害は内分泌臓器の働きが急激に変化し、電解質や血糖のバランスが乱れることによって起こることがあります。発話や思考が緩慢になる、無気力、注意力の低下など、うつ病や認知症に似た症状は、甲状腺ホルモンの低下によって起こる場合があります。反対に、落ち着きがない、情緒不安定といった状態では、甲状腺ホルモンが増加している場合があります。筋力の低下やふらつきも電解質異常や副腎、甲状腺のホルモンの異常による場合があります。神経症状のほか倦怠（けんたい）感、脈拍の異常、むくみ、体重の変化などの全身症状を手掛かりに内分泌疾患を疑い、血液検査をすることにより診断が可能です。これらの病気では、原因となる疾患の治療により、脳神経症状の改善を期待できます。

最も患者数が多い疾患は糖尿病です。膵臓のインスリン分泌の低下、またはインスリンの効きが悪くなることにより血糖値が上昇します。初期には無症状ですが、放っておくと脳神経系では末梢（まっしょう）神経障害や脳卒中の合併症を引き起こします。末梢神経障害は手足のしびれや胃腸の運動障害、立ちくらみ、発汗障害などの自律神経症状として現れます。脳卒中では、まひや意識障害が出現し、重度の後遺症を残す可能性があります。そのほか著しい高血糖や低血糖が意識障害の原因となることがあります。著しい高血糖は糖尿病の治療の中断や感染症などがリスクとなります。低血糖は糖尿病治療薬や多量のアルコール摂取により生じることがあります。

糖尿病は症状に乏しく合併症が知らない間に進行するという怖さがありますが、適切に治療することにより合併症の予防に努めることが可能な病気でもあります。

これら内分泌疾患が関与する脳神経症状で重要なことは、原因となる疾患の治療により症状の改善が期待できるという点にあります。脳神経の病気に見えても、内分泌疾患などの内科疾患が背景に存在している場合があります。普段から健康診断を受け、かかりつけ医を持つことで、自分の身体の基礎的な情報を把握し相談できる環境を整えておくことがこれらの病気の早期発見、早期治療への近道となります。

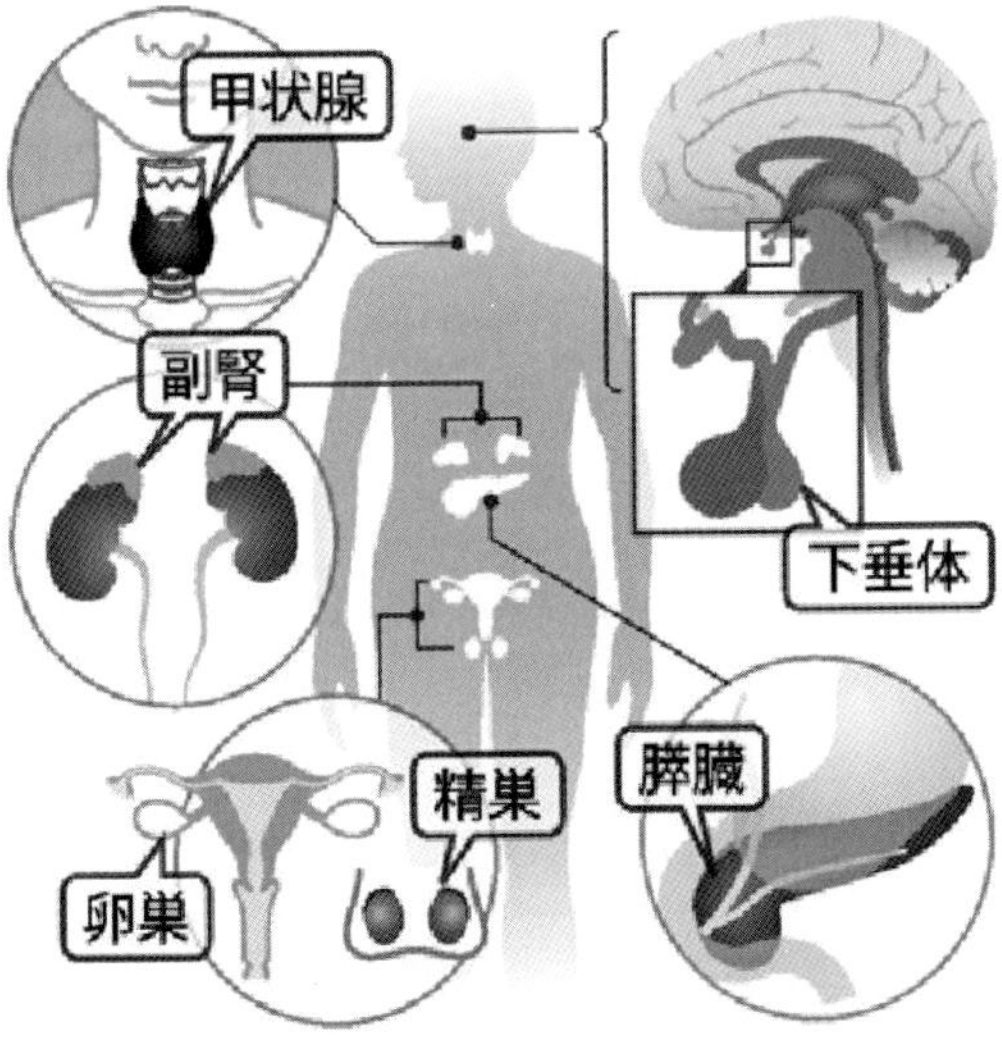

歯科と脳の病気　かむことで認知機能維持

《歯科口腔・形成外科学講座　教授　飯野光喜》

「よくかむことは健康にいい」と昔から言われています。これを証明するため、これまでかむことが健康にどのような影響を及ぼすかについて、さまざまな研究が行われ、いろいろなことが明らかになってきました。今回は、かむことと脳との関係、特に記憶と空間学習能力をつかさどる海馬との関係に焦点を当て、「かむことが脳にどのような影響を与えるのか？」「かまないことが脳にどのような影響を与えてしまうのか？」について、最新の研究と合わせて紹介したいと思います。

20代、60代、70代の人たちを対象にガムをかんでもらい、脳の変化の様子をｆＭＲＩ（機能的磁気共鳴画像法）を用いて詳しく調べました。その結果、20代の人の脳はほとんど活発化されないのに対し、60代、70代の人の海馬の部分が活発に反応していることが分かりました。

この年齢によるかむことに対する脳の反応の違いは、若い人たちは生活の中でいろいろな刺激を受けていますのでかむことがそれほど大きな刺激にはならないのに対して、高齢者になるとそれが大きな刺激となって、脳を活性化するためと解釈されています。

次のような動物実験も報告されました。奥歯を削ってかめなくしたマウスと通常のマウスを迷路に入れたところ、奥歯を削ってかめなくしたマウスは、ゴールにたどり着けなくなってしまうというのです。それだけではありません。奥歯を削ったマウスに歯科治療を施し、再度かめる状態にしたところ、このマウスは通常のマウスと同様に迷路のゴールにたどり着くことができるように回復したといいます。

この結果は▽かみ合わせに障害を持つと記憶力にも障害が生じる▽一度失ったかみ合わせを再度つくり上げることで、低下した認知機能が回復する－ことを示しています。

若者より高齢者の方がかむ刺激がより脳を活性化するという話題に触れました。すなわち、高齢者が歯の治療を受けると、かみ合わせが回復するばかりでなく、回復したかみ合わせが海馬を活性化させ記憶力も向上するのです。

「1本ぐらい無くなっても…」と考えないでください。人間の歯は28本が全て助け合って成り立っています。1本の歯を失うことで、ひずみが起きてしまいます。

歯を失った場合、私たち歯科医は患者さん一人一人に合わせた最適な治療法を用いて歯をつくり上げます。食べやすくするためだけではなく、認知機能を維持し生活の質を向上させるためにも、かかりつけ歯科への定期検診をお勧めします。

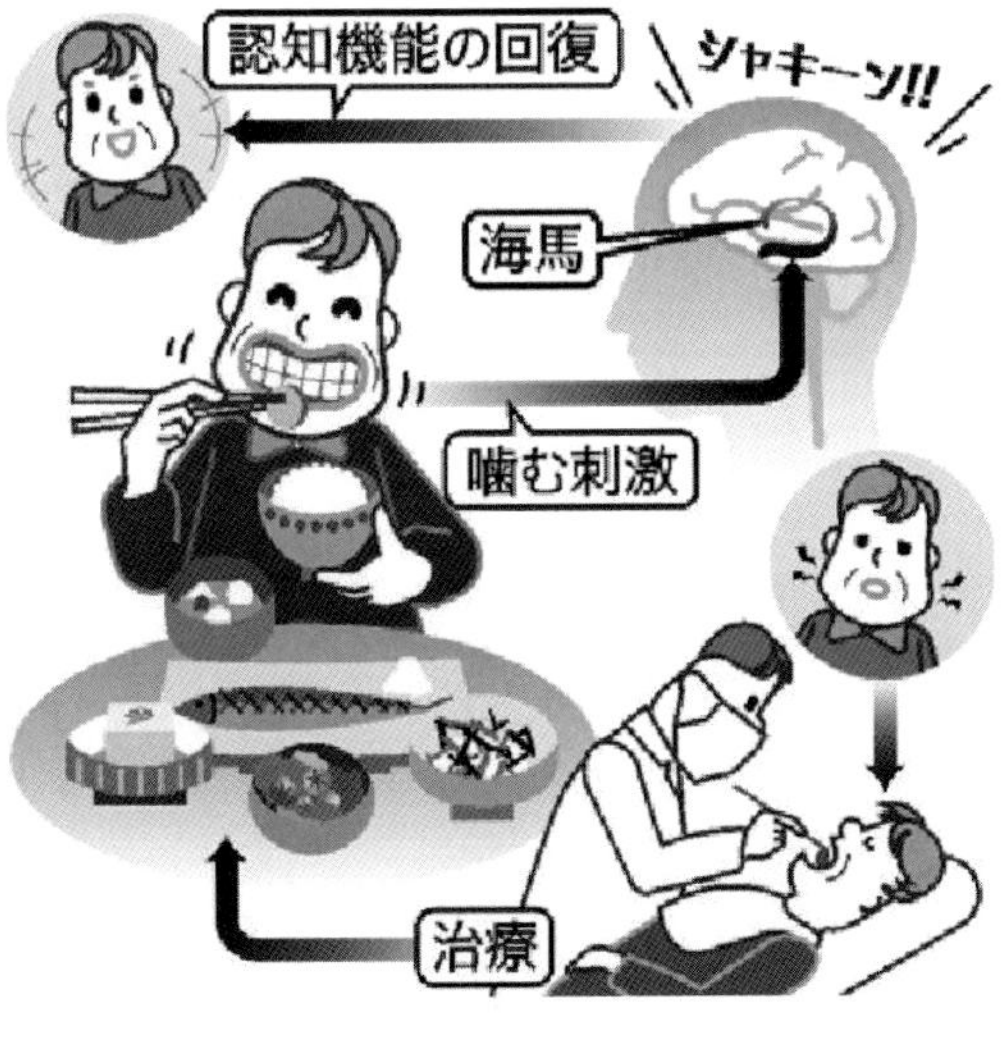

おわりに ―ネットワークづくりが大切―

《高次脳機能障害学講座　教授　鈴木匡子》

脳はユニークな臓器です。心臓や肝臓などの臓器はその人の生命を維持するために働いていますが、脳は自分の生命を維持するためだけではなく、外界を知り、外界へ働きかける機能があります。脳の働きによって自分以外の人とのコミュニケーションが可能になり、社会が形成されたのです。

ヒトの遺伝子の数は約2万個で、マウスやアカゲザルと大きな違いはありません。遺伝子情報を表すゲノムの配列はヒトとチンパンジーで98％以上、ヒトとアカゲザルで93・5％同じです。では、言葉や思考など脳の高次機能が大きく異なるのはなぜでしょうか。それは神経細胞の数の違いにあると考えられます。ヒトの脳には約1千億個の神経細胞があるのに対し、アカゲザルは63億個、マウスでは７０９８万個しかありません。ヒトは神経細胞の数が多いので、遺伝的要因だけではなく、環境の影響なども受けて脳の中に多様な神経のネットワークがつくられるのです。

脳の病気は一人一人がつくり上げてきた緻密な神経ネットワークを壊してしまいます。しかし、脳卒中などによる限られた範囲の神経ネットワークの損傷であれば、徐々に修復できることがあります。ある道路が通れないときに別ルートで行くように、今まで使われていなかった迂回（うかい）路を使うことなどによって機能が回復するのです。

一方で、認知症においては、神経ネットワークが徐々にほころびてきますが、病気になる前に多彩な神経ネットワークをつくっておくと、多少のほころびは脳全体で補ってうまく機能することができます。いろいろな経験を通して脳に豊富な神経ネットワークをつくっておくと、万が一脳が傷ついたときに役立つかもしれません。

日本は超高齢社会となり、認知症は400万人、脳卒中は100万人を超える患者さんがいます。一生のうちに脳の病気になる可能性は決して低くはないのです。本書を参考に、気になる症状があればかかりつけ医に相談し、必要であれば専門医を受診していただくことが大切です。的確な診断は適切な治療に結びつきます。

症状が残っている場合には、医療だけではなく福祉制度も十分に活用し、患者さんとご家族双方の生活の質がより良いものになるように工夫しましょう。脳の病気になった人を支えていく仕組みはまだまだ十分とはいえません。今後、医学だけではなく、福祉や教育等とも連携して社会のネットワークづくりを進めていくことが必要と考えられます。

＝おわり

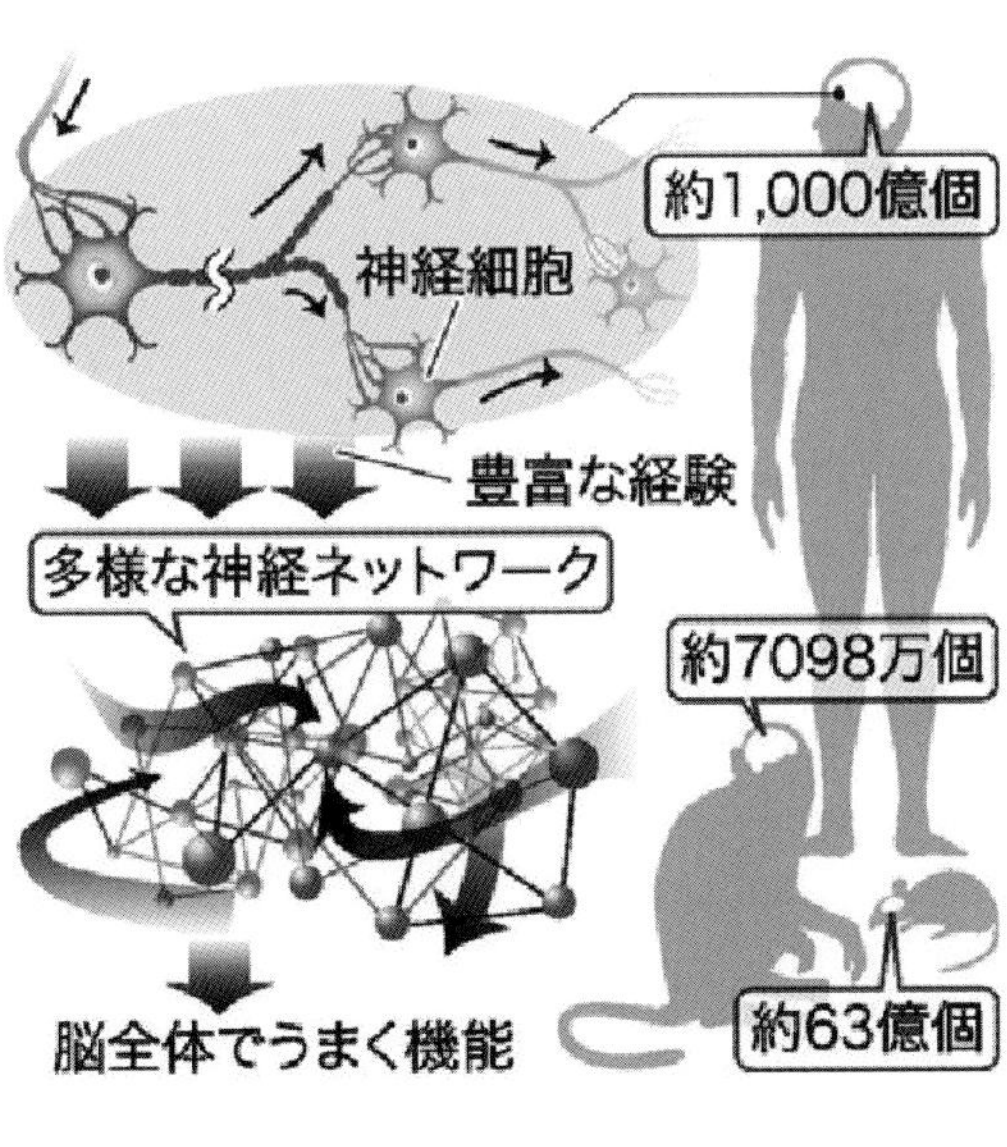

脳を知る

2015年３月30日　初版　第１刷発行

編　集　鈴木匡子
発行者　小山清人
発行所　山形大学出版会
〒990-8560
山形県山形市小白川町1-4-12
電　話　023-628-4016（編集）
023-677-1182（販売）
印　刷　藤庄印刷株式会社

ISBN978-4-903966-25-0